社区卫生工作实用丛书

丛书总主编 汪华　　副总主编 吴红辉 姜仑 周明浩

社区心理健康维护手册

主　编：南京医科大学附属脑科医院医学心理科团队

编　者：（按姓氏拼音排序）

陈建国　陈　进　关承斌　郭苏皖

李箕君　柳　娜　马　辉　梅　峰

欧红霞　乔慧芬　武　欣　张　宁

苏州大学出版社
Soochow University Press

图书在版编目(CIP)数据

社区心理健康维护手册 / 南京医科大学附属脑科医院医学心理科团队主编. —苏州：苏州大学出版社，2016.1(2019.12重印)
(社区卫生工作实用丛书 / 汪华主编)
ISBN 978-7-5672-1518-4

Ⅰ.①社… Ⅱ.①南… Ⅲ.①社区服务－心理健康－健康教育－手册 Ⅳ.①R395.6-62

中国版本图书馆 CIP 数据核字(2015)第 237911 号

书　　名：	社区心理健康维护手册
主　　编：	南京医科大学附属脑科医院医学心理科团队
责任编辑：	童丽慧　李寿春
出版发行：	苏州大学出版社
社　　址：	苏州市十梓街1号(邮编：215006)
印　　刷：	苏州工业园区美柯乐制版印务有限责任公司
开　　本：	700 mm×1 000 mm　1/16　印张：6.75　字数：125千
版　　次：	2016年1月第1版
印　　次：	2019年12月第4次印刷
书　　号：	ISBN 978-7-5672-1518-4
定　　价：	20.00元

凡购本社图书发现印装错误，请与本社联系调换。
服务热线：0512-67481020

《社区卫生工作实用丛书》编委会

总 主 编 汪 华

副总主编 吴红辉 姜 仑 周明浩

编 委（按姓氏拼音排序）

曹 俊 陈晓东 褚宏亮 姜 仑

李箕君 李小宁 陆耀良 马福宝

汤奋扬 汪 华 吴红辉 武 鸣

徐 燕 羊海涛 余宁乐 张 宁

甄世祺 周明浩 周永林 朱宝立

朱凤才

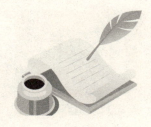

序

　　社区是宏观社会的缩影。开展社区卫生服务是社区建设的重要内容。社区卫生服务是在政府领导、社会参与和上级卫生机构指导下，以基层卫生机构为主体、以全科医师为骨干，合理使用社区资源和适宜技术，向社区居民提供综合性、主动性、连续性的基层卫生服务。社区卫生服务以社区居民健康为中心，以家庭为单位，以社区为范围，以需求为导向，以解决社区主要卫生问题、满足居民公共卫生服务和基本医疗服务需求为目的，是基层卫生工作的重要组成部分，是深化医药卫生综合改革的交汇点，也是实现"人人享有基本卫生保健"目标的基础环节。

　　改革开放以来，我国社区卫生事业有了很大发展，服务规模不断扩大，医疗条件明显改善，疾病防治能力显著增强，为增进人民健康发挥了重要作用。随着经济社会快速发展和居民生活水平的显著提高，社区卫生工作的质与量都发生了根本性的变化，但社区卫生工作者的专业素质与居民健康需求相比，目前仍存在较大差距。因此，加强基层社区卫生队伍的教育和培训，提高他们对社区卫生工作重要意义的认识，全面掌握社区卫生工作的目的、理论、知识和技能，成为当前极为紧迫和重要的工作。

　　这套《社区卫生工作实用丛书》就是为了适应现代社区卫生与文明建设的需要而设计的，注重实践、注重技能，全面反映了社区卫生工作实际情况，符合新时期和谐社区、文明社区、健康社区建设的新要求。《社区卫生工作实用丛书》由江苏省卫生和计划生育委员会策划，组织江苏省疾病预防控制中心、江苏省血吸虫病防治研究所、南京脑科医院等单位的几十位专业对口、经验丰富的专家精心编撰，历时一年多时间，把社区卫生工作者必须了解和掌握的"三基"知识撰写成册，力求打造成一套既是社区卫生工作者必备的实用指导工具书，又是基层社区公共服务人员喜爱的卫生知识参考书。

《社区卫生工作实用丛书》共有10个分册,涉及社区健康教育指导、社区心理健康服务、社区环境卫生、社区常见传染病预防与治疗、社区消毒与有害生物防控、社区常见寄生虫病防治、社区预防接种、社区营养与食品安全、社区灾难危机中的疾病控制与防护、社区卫生中辐射防护等内容。本丛书内容有别于教科书,没有介绍繁杂的基础理论,而是从基层卫生防护、疾病预防与控制工作的实际需要出发,力求内容新颖实用,通俗易懂,可操作性强,给广大社区卫生工作者以实际可行的指导,引导他们迅速掌握现代卫生防病保健的新理论、新技术,密切结合社区工作实际,把社区卫生工作做得更好、更加扎实。

希望本丛书成为基层卫生工作者开展社区卫生工作的一本实战手册,并能在实际工作中进一步修正和完善。同时,希冀通过本丛书的出版,带动开展"文明·卫生·健康社区行"活动,送卫生知识到社区,进万家,在社区中掀起全民"讲文明卫生,保社区平安"的热潮,从而提高社区全体居民的健康水平,为建设文明和谐的健康社区服务。

江苏省卫生和计划生育委员会副主任

二〇一五年八月

前 言

我国是一个人口大国,随着经济文化、科技信息、价值观念的发展和变化,经济、社会急剧转型。在社会形态发生巨变的同时,社会心理矛盾增多,这些矛盾往往是导致心理疾病的因素,对人们的心态也不同程度地带来冲击,人们还时常面临着择业就业压力、婚姻家庭、子女教育、老年保健、疾病康复以及一些自然和社会的重大变故发生。大多数人经过心理调适,很快跟上了时代的变化,而有少数人面对利益的博弈、竞争的压力、生活家庭的变故、收益的落差而心理产生"裂变",或性格暴躁,或脾气乖戾,或心态失衡,或情绪压抑,或神情忧郁。如果不及时疏导,各种破坏性和攻击性事件就会频频发生,就会给社会带来"不安定"因素。同时,社区心理健康教育与服务网络、危机干预网络的缺失,也使心理疾病患病率骤升。目前,我国大部分社区心理健康教育与服务主要依赖:一是初级行政组织居委会传统的工作方式,二是群众自发的心理调节团体。由于这两种形式都不是专业的支持系统,使有关的心理疾病得不到及时和有效的解决。

心理疾病出现以后,常常给当事人、家属以及社会带来困惑,而且治疗不易,声誉不佳,劳民伤财。若对心理疾病进行早期预防,则投资少,收益大,效果好。

目前强调三级预防。

第一级预防是指提高人的心理素质,消除病因。这依赖于社会和家庭的共同合作、参与,控制生物、心理、社会病因,防患于未然,避免心理问题产生。在家庭预防方面,要创设和睦的家庭环境,加强亲人间的情感交流和相互理解,及时满足心理需要,丰富家庭文化生活,提供合理的膳食与营养,全面提高民众的心理素质水平。在社区预防方面,开展广泛的宣传教育,加强心理问题防治的立法,逐步建立城市的市、区、街道或农村的县、乡、村等三级防治网络,培训各类心理保健人员。

第二级预防是指早期发现、及时治疗心理异常患者。对心理行为问题发现越早,干预治疗越及时,效果越好。第二级预防的工作重点是学校和家庭。要制定学生心理行为筛查制度,对智力、心理状态、行为表现、发育史和家庭环境定期监测,建立心理行为档案,发现问题学生,及时请专家诊治。对那些"高危"者(心理发育偏常、早期经历创伤、家庭背景不良等)要重点防护。学校可以开设心理咨询室、特殊教育训练班等,家庭也需积极配合,为问题学生提供及时服务。

第三级预防是指减轻心理异常患者的损害,促进康复。第三级预防的工作主要在医院、康复机构和家庭进行。对患者要及时治疗,加强指导、训练和护理,使问题得以纠正,减少后遗症的发生。还要注意消除对患者的社会偏见与歧视,保障他们的合法权益,使之正常生活。家庭环境的改造尤为重要,家属和监护人应当积极参与配合,坚持对患者进行长期、细致的家庭辅导训练,使他们逐步康复。

长期以来我国有关职能部门缺乏对社区心理健康教育与服务在整个社会公共卫生事业中重要地位和作用的认识,没有把社区心理健康教育与服务放到整个社会公共卫生事业应有的重要地位,忽视或轻视社区心理健康教育与服务。

社区居民对心理疾病与障碍的认识度、重视度、接受度偏低,对生理上出现疾病时的重视程度和寻求治疗的主动性远远超过心理疾病,甚至对心理疾病的治疗产生误解与抵触。

"社区是社会的后花园",人们大都会休憩居宿于社区,那些心理疾病自然会或多或少地蔓延其间。社区的诸多矛盾大体有两类:一类为家庭纠纷和邻里争执,另一类是个人需要与社会需要的冲突。这些矛盾除了利益上的冲突外,心理上的不平衡居多。"社区心理健康维护"便起着心理疏导、减压、舒缓的作用,提高社区居民自我调节心理情绪的能力,使得这些社区矛盾从心理层面得以舒解,使人们生活在稳定和谐的社会大家庭中。

一些社区开始意识到对社区居民进行心理干预是非常重要的,开始与专业的心理咨询机构合作,但大多数心理咨询机构的规模较小,急功近利,无法系统地推进社区心理建设工作。近年来,我国较发达地区开展了一些心理健康教育与服务工作,开办各类心理咨询培训班,普及心理健康知识等,但缺乏实效性和系统性,而且从规模、层次、效果上远远不能满足需要。

"心理援助走进社区"在国外某些国家和地区已是一个成熟的项目,其方案是心理援助机构在社区通过工作,强调个人和社区之间的联结,将积极"主动干预"的预防策略和"被动干预"的治疗策略有效地结合起来,从而最终发展为居住、生活和休闲等方面全面健康的社区体系。这对于中国集体主义文化背景下的文化和心理学也有深刻的启示和借鉴意义。

在社区背景中探讨心理学的应用是20世纪60年代以来西方心理学的重要领域之一。20世纪70年代美国就开始出版社区心理学报。社区心理健康教育与服务为社区居民的普遍需求,开展社区心理健康教育与服务是与国际接轨的社区工作模式,便于居民的心理疾病得到及早干预和治疗。

为提高社区居民心理健康水平,提高社区居民心理健康的意识,促进社会安定团结及物质文明与精神文明建设,创建中国式的社区心理健康教育与服务模式已成为社会发展的迫切需要。

目 录

第一章 心理健康促进 /1

第一节 什么是人的心理健康？/1
一、健康行为的组成有哪些？/2
二、影响健康的因素有哪些？/3
三、什么是心理健康？/5
四、心理健康具体表现在哪些方面？/6
五、现代人的心理健康标准有哪些？/6

第二节 什么是人的心理不健康？/7
一、什么是心理不健康？/7
二、如何判断是否处于心理不健康状态？/8
三、心理不健康状态的表现有哪些？/8
四、心理不健康就是心理变态吗？/9
五、心理不健康会产生哪些危害？/10

第三节 心理健康促进 /10
一、如何从心理不健康到心理健康？/11
二、如何保持心理健康？/12
三、不同年龄阶段的心理健康维护 /13

第二章 心理疾病的预防 /17

第一节 什么因素导致心理疾病？/17
第二节 如何评估与判断有心理疾病？/18
第三节 心理疾病的分类 /21

第三章 各种常见心理疾病预防知识 /22

第一节 痴呆 /22

第二节 毒品依赖 /29

第三节 酒依赖 /34

第四节 精神分裂症 /38

第五节 理解抑郁 /43

第六节 识别和正视焦虑 /46

第七节 恐惧症 /50

第八节 疑病症 /54

第九节 强迫症 /57

第十节 失眠 /63

第十一节 进食障碍 /66

第十二节 性心理障碍 /72

第十三节 应激障碍与危机干预 /76

第四章 家庭心理健康维护 /82

第一节 夫妻关系——从"此岸"到"彼岸" /83

第二节 亲子关系——我和我爸不太熟 /86

第三节 大家庭的关系——隔代教育的问题 /88

第五章 自我心理健康维护——压力管理 /91

第一节 个人层面 /91

第二节 组织（单位）层面 /93

第三节 专业帮助 /95

心理健康促进

案例:患者男,30岁,公务员,本科毕业,觉得工作压力巨大,前来咨询。李某大学毕业后做机关公务员。平时对自己要求严格,工作勤奋努力,工作上有创新精神,成绩突出,为人热情、诚恳,人际关系良好。数月前因工作业绩突出晋升为副处长,别人都认为是好事,但李某觉得压力大,升职的喜悦很快被压力所代替,总担心自己当不好领导,总怕因为做不好工作而出事,怕因为做不好工作而影响部门的荣誉,白天努力工作但效率下降,茶饭不思,晚上睡不着,心里总是不踏实,从而影响自己的心情,烦恼易发怒,工作兴趣也明显下降了。他不明白为什么别人升职了都高兴,而自己就总是担心呢?好多比我职位高的人好像也没有自己这么大的压力呀。妻子认为那是因为他的性格太多虑,太敏感,太悲观,看问题只看不好的一面,不看好的一面。他自己也知道,可是总是改不了,难道自己的心理健康有问题了? 不知该怎么办而求助心理咨询。

第一节 什么是人的心理健康?

健康是生活质量的支柱,是人生最宝贵的财富。没有健康,任何的名与利都是空谈。长久以来,健康一直是人类追求的梦想。早期的时候,我们把健康定义为"躯体没有疾病"。只要身体没有生病,人们就认为是健康。但随着社会的发展变迁,行为危险因素的增多,导致疾病的病因结果发生了很大的变化,精神疾病、心理障碍、行为问题、不良生活方式所致的疾病逐渐增多,人类对健康的观念也发生了很大的改变。以往"没有病就是健康"的观念,是很不全面、很不科学的。

那究竟什么是人的健康?《简明不列颠百科全书》上把健康定义为"使个体能长时期地适应环境的身体、情绪、精神及社交方面的能力"。而疾病是"以产生症状或体征的异常生理或心理状态",是"人体在致病因素的影响下,器官组织的形态、功能偏离正常标准的状态"。

20世纪40年代,世界卫生组织(WHO)在其制定的世界保健大宪章中,对健康已经做了正式的定义:"健康是一种在身体上、心理上和社会上的完满状态,而不仅仅是没有疾病和虚弱的状态。"此外,WHO还对健康做了比较详细的解释,提出了10条准则:

(1) 精力充沛,对负担日常生活和繁重工作不感到十分紧张疲劳;
(2) 乐观、积极、乐于承担责任;
(3) 应变能力强;
(4) 善于休息,睡眠好;
(5) 能抵抗一般性疾病;
(6) 体质量适当,身材均匀;
(7) 眼睛明亮,反应敏锐;
(8) 牙齿清洁,无龋齿,无疼痛,牙龈颜色正常,无出血现象;
(9) 头发光泽,无头屑;
(10) 肌肉丰满,皮肤富有弹性。

由此可见,WHO提出的10条准则是其对健康的三分法观点的具体解释,认为人的健康不仅仅是躯体上没有病态,而且还包括心理和社会功能的良好和完满状态。

一、健康行为的组成有哪些?

几乎所有的行为与健康都有关系,但是哪些是最主要的健康行为呢?换句话说,健康行为是由哪些基本方面组成的?格林伯格和高德(R. Gold)依据健康概念的提出,健康行为的结构应该关注以下五个基本方面,任何一个方面的欠缺都不是完整的健康。

（一）生理健康

所谓生理健康是指自己的生理特点以及自己身体的技能状态。没有疾病是生理健康的重要组成部分，同时生理健康的重要意义还在于，在日常生活中自己有精力完成作业或其他工作任务。

（二）社会健康

社会健康的含义是，在社会生活中自己有朋友，有可以讨论问题的人，自己可以和他人有正常的相互交往，可以和周围环境有和谐关系，包括自己的同事、上级、长辈，自己的下属、晚辈等。

（三）心理健康

格林伯格和高德将心理健康限定在认识现实的能力方面，所谓心理健康是指自己能够用开放性的方式获得新的知识和经验，有一种自我价值感，如能容忍事物之间的区别，能够对待危机和紧张，因为自己知道这些都是生活的组成部分。

（四）情绪健康

情绪健康的定义是指自己能够合理地表达自己的情绪，如能控制和调节自己的情绪，虽然生活中经常有一些消极情绪，但是这些消极情绪是人们心理生活的重要组成部分。

（五）精神健康

包括自己与其他有生命的东西的关系，以及自己的精神指向。人们在这方面的看法是有差异的，有的人认为精神健康主要是指宗教方面，而有的人认为主要应该是人的生活目标。所谓精神健康的含义应该是，自己可以充分发挥自己的潜能，能够发现生活的意义，如能很平静地对待自己和周围的人。

二、影响健康的因素有哪些？

根据健康的定义及健康行为模式，我们认为影响人的健康的因素主要有以下几个方面：

（1）生理因素：包括遗传、生长发育、衰老等；

（2）自然环境因素：包括阳光、空气、水等；

（3）社会环境因素：包括社会变迁、家庭环境、学校环境、文化氛围以及职业等；

(4) 生活因素：包括饮食因素、睡眠因素、性行为、休闲、运动等；

(5) 其他心理因素：包括情绪、紧张和挫折。

在当前的社会环境中，人们心理问题形成的原因多种多样，有来自生理、心理和社会诸方面的因素。具体来说：

(一) 外压力

外压力是指外界环境中存在着不良的应激源，形成一种压力，对人的心理产生影响，它包括生理性、心理性以及社会性的应激源。生理性应激源有生活环境中不适当的温度、湿度、照明、空间和噪音等刺激，长期作用，会导致人的生理上难以忍受，并影响到情绪和行为。调查表明，长期高强度的噪音刺激会使大脑皮层兴奋抑制过程失调，条件反射异常，脑血管功能受损，植物神经功能紊乱，产生头痛、耳鸣、心悸、失眠、嗜睡、乏力、智力下降等症状；在生活空间小的环境中人的侵犯性行为增多，焦虑水平高；室内气温过高，会使人头痛、恶心、多汗、视觉障碍、注意力不集中、烦躁不安、反应迟钝。心理性应激源中，不良的人际交往是最重要的，人际关系不协调，会导致人的心理不平衡，当遭受他人冷落和讥笑时，心理压力加剧，如果对方也性格古怪，脾气暴躁，情绪多变，更会使应激源的强度增加。社会性应激源中，社会文化背景的不良或变化过分强烈，会形成巨大的压力，使人难以适应社会环境，产生不良的情绪体验。社会性应激源有很多，如家庭的突然变故、亲人的去世、父母的离异与再组、经济状况的改变、住房迁移、制度变更等。

(二) 内压力

内压力是指人的身心需要未能满足，产生了挫折感，形成一种内部压力，影响到情绪和行为。人的身心需要包括很多方面，在生理需要上，需要一定时间的睡眠和休息，需要合理营养，需要适当的运动，需要漂亮的着装。在心理需要上，需要一定的安全感和受到保护，需要情爱，需要自尊，需要公正与合理的评价并被他人所接受，需要独立，要自己去解决生活问题，需要成功，通过自己的努力，达到一定的目标，成为一名成功者。这些身心需要如果长期得不到满足，行为的动机不能实现，会产生强烈的挫折感，内压力加大，最后出现一系列心理问题。

（三）自身的因素

自我强度是指个体应对内外压力的能力,这种能力与人的身心素质有关。由于遗传和环境条件的不同,人的身心素质在个体间差异很大,如躯体健康者能正确感知和判断外界刺激,作出恰当反应;而患病者体质虚弱,精神萎靡,感知与判断力下降,对环境不适应。个性中的气质特征对自我强度有明显影响,如有的人灵活,行动迅速果断,对周围环境刺激敏感,很快作出反应;而另一些人行动迟缓,反应慢,沉默寡言,或是注意广度和持久性低,反应强烈,手脚不停,易分心,也难适应环境。另外,性格、能力、兴趣爱好、价值观念等都对自我强度产生影响。在实际工作生活中,部分人们文化水平不高,角色转变意识不强,自身定位不准,心理素质不过关,社会交际能力不高,导致其心理负担重、心理压力大。一部分人们有强烈、鲜明的个性特征,各方面要求非常高、追求完美,在同样的工作环境中自身要承受更大的压力。一些人们在横比不平衡、纵比不对等的情况下,容易产生严重的心理落差,久而久之,自卑感、失落感等不健康心理也就悄然而生。还有一些人们以管人者自居,或者其个性敏感多疑,不善于与他人合作,限制了其人际交往,既影响工作又影响情绪,最终在心理上产生一种无形的负荷。

三、什么是心理健康?

从健康的定义中我们可以发现,心理健康属于个体健康的一个重要组成成分。随着社会的发展,人们对自身健康的关注,心理健康的重要性和迫切性已经受到人们广泛的高度重视。正确地认识和理解心理健康,有助于个体的身心健康与工作平安。第三届国际心理卫生大会指出:"心理健康是指身体、智能以及情感上能保持同他人的心理不相矛盾,并将个人心境发展成最佳的状态。"但是,对于心理健康的定义众说纷纭,每一个心理学家都有自己对心理健康的定义。

我国学者认为,心理健康的标志是:身体、智力、情绪十分协调;适应环境,人际关系中彼此能谦让;有幸福感;在职业工作中,能充分发挥自己的能力,过着有效率的生活。我们认为,所谓心理健康,最概括、最一般地说,是指人的心理,即认识、情感、意志行为活动的内在关系协调,心理的主观内容与客观世界保持统一,并据此能促使人体内、外环境平衡和促使个体与社会环境相适应的状态,并由此不断地发展健全的人格,提高生活质量,保持旺盛的精力和愉快的情绪。

四、心理健康具体表现在哪些方面?

心理健康具体表现在:

(1) 对现实的正确认识　看问题能持客观的态度,勇于面对得失,不怨天尤人。

(2) 自知、自尊与自我接纳　能现实地评价自己,正确对待差异,不过分地显示自己也不刻意地取悦别人,既接纳自己的优点也接纳自己的缺点。

(3) 自我调控的能力　能调节自己的行为,既能克制自己的冲动,又能调动自己的身心力量,在实践中实现自己的更高级目标。

(4) 与人建立亲密关系的能力　关心他人,善于合作,不为了满足自己的需要而苛求于人;有知心的朋友,有亲密的家人。

(5) 人格结构的稳定与协调　这种稳定与协调包括理想与现实差距的调适,包括认识与情感的协调。

(6) 生活热情与工作效率　人人都会有苦恼,但心理健康的人能从生活与工作中寻得快乐。

心理健康需要内外兼顾:对外,要人际关系良好,行为符合规范。对内,基本需要获得满足,心理机能正常。

五、现代人的心理健康标准有哪些?

(一) 没有明显的心理障碍或异常

心理障碍或心理异常是心理不健康的表现,例如出现昆虫恐惧症的人往往对特定类型的昆虫表现出极度的恐惧,这显然是一种变态反应。

(二) 正确认识自我

对自己的不正确认识主要有两个方面:一个是对自己有过高的评价,夸大自己的结果是经常遭受失败的;另外一个是过低评价,结果是缺少前进的动力。

(三) 保持稳定乐观的情绪

在日常生活中,要经常保持情绪稳定,没有不必要的紧张和不知名的不安感,一般事情不会引起情绪上的波动,在紧急情况下能保持镇定、遇事不慌,及时采取措施。

（四）保持完整统一的人格

保持统一的人格是说人应当在需要、动机、理想、信念、价值观念等方面与外显的行为相一致。在中国社会中真正能够做到保持统一的人格是有一定的难度的,一个人如果内心世界与外部行为不一致,他或她就会存在心理健康上的问题,甚至形成双重人格,也就是当面一套背后一套。

（五）建立良好的人际关系

乐于同其他人相互交往,并且把人际关系作为生活的一个重要组成部分,在与其他人相互交往过程中,能用积极态度对待他人,尊重别人的人格和生活习惯,相信别人和信任别人,对于他人的差错能予以容忍,采取宽容的态度。

（六）具有适应社会的能力

人们对于自己所处的社会环境应当有比较深刻的了解与理解,掌握所在社会占据优势地位的思想观念和行为方式,无法适应社会就是心理不健康。

（七）拥有较强的自我控制能力

在平时,能够对自己的心理品质进行良好的控制,在一般刺激作用下都能进行有效的控制,包括控制自己的情绪、面部表情、思维方式和行为举止,在危急时刻,面对各种危机的情况,能够临危不惧,对自己实施有效的控制,临阵不慌乱,果断地作出各种决策。

第二节 什么是人的心理不健康?

一、什么是心理不健康?

心理健康与否是近年来人们关注的一个热点问题。世界卫生组织（WHO）认为:不健康状态是健康与疾病之间的临界状态,各种仪器及检验结果为阴性,但人体有各种各样不适感觉的一种心理状态。处于不健康状态的个体,虽然尚未患病,但已存在各种致病危险因素,有发生某种疾病的危险。相关调查表明,世界所有人口中,约15%的人群属于真正的健康,被诊断患病、属于疾病状态的人群仅占15%,另有70%的人都处于亚健康状态。亚健康状态的出现,与现代社会人们的不健康生活方式及所承受的社会压力不断增大有直接关系。

二、如何判断是否处于心理不健康状态?

由于不健康状态是介于健康状态和疾病状态之间的一种游离状态,所以对于不健康状态的诊断很难界定。比如疲劳、失眠,健康的人经过适当的休息与调理就可以得到纠正与克服,但若长期处于疲劳、失眠状态就可视为不健康。

对此,有人专门罗列出30种不健康状态的症状提供给人们作自我检测。如果在以下30项现象中,您感觉自己存在6项或6项以上,则可视为进入不健康状态。

（1）精神焦虑,紧张不安;（2）忧郁孤独,自卑郁闷;

（3）注意力分散,思维肤浅;（4）遇事激动,无事自烦;

（5）健忘多疑,熟人忘名;（6）兴趣变淡,欲望骤减;

（7）懒于交际,情绪低落;（8）常感疲劳,眼胀头昏;

（9）精力下降,动作迟缓;（10）头昏脑胀,不易复原;

（11）久站头晕,眼花目眩;（12）肢体酥软,力不从愿;

（13）体重减轻,体虚力弱;（14）不易入眠,多梦易醒;

（15）晨不愿起,昼常打盹;（16）局部麻木,手脚易冷;

（17）掌腋多汗,舌燥口干;（18）自感低烧,夜常盗汗;

（19）腰酸背痛,此起彼安;（20）舌生白苔,口臭自生;

（21）口舌溃疡,反复发生;（22）味觉不灵,食欲不振;

（23）反酸嗳气,消化不良;（24）便稀便秘,腹部饱胀;

（25）易患感冒,唇起疱疹;（26）鼻塞流涕,咽喉疼痛;

（27）憋气气急,呼吸紧迫;（28）胸痛胸闷,心区压感;

（29）心悸心慌,心律不齐;（30）耳鸣耳背,晕车晕船。

三、心理不健康状态的表现有哪些?

不健康状态的主要表现是疲劳,以及与疲劳相伴发生或由疲劳引起的系列症状,包括躯体疲劳和心理疲劳。

躯体疲劳有:由于过度脑力劳动、精神长期紧张所致的疲劳综合征,如精力不足、注意力分散、胸闷气短、心悸、失眠、健忘、颈肩腰背酸痛、遇事紧张等;由于内分泌失调,更年期综合征、人体衰老所引起的烦躁、盗汗、潮热、抑郁、头晕目眩、月经不调、性功能减退等;重病恢复期及长期慢性病所引起的各种不适等。这些都影响了个体正常的生活、学习、工作和事业发展。

心理疲劳则包括:疲劳所引起的情绪问题,如精神紧张、焦虑、烦躁不安、易激动;抑郁苦闷、孤独、自卑、注意力不能集中、记忆力减退、兴趣下降、不愿与人交往等。导致心理疲劳有多种原因,主要有:个性人格不健全,生活事件的打击,周边人际关系不如意等。心理亚健康状态的存在和发展,客观上影响着个体的人生态度和人生实践,使个体的生活和实践表现出明显的片面性,对自己、对社会整体的损害性。

四、心理不健康就是心理变态吗?

在日常生活中,我们经常会听到"心理健康""心理不健康""心理变态"等名称,那么"心理不健康"="心理变态"吗?我们说,心理不健康并不是心理变态。心理变态,或者说是异常心理,是指有典型精神障碍症状的心理活动。

从静态的角度看,心理健康是一种状态;从发展角度看,心理健康则是围绕着健康常模,在一定范围内,不断上下波动的过程。所以,又可以说心理健康是一个动态平衡状态,这种动态平衡状态,是在个体与环境相互作用过程中发生的。同理,在这两者相互作用过程中,这种动态平衡状态被打破,即心理健康状态的破坏,也可随时发生。心理活动相对平衡状态的维持,除了取决于精神属性内在因素的协调之外,还受到外部生物和社会因素的直接影响。这内外两种因素随时都会经由各种途径直接或间接打破心理的平衡状态。

在通常情况下,心理平衡状态的破坏不超越人自身固有的自我平衡能力范围,这时,心理健康状态可以不被破坏,然而一旦超越了自我平衡能力的范围,人的心态就会出现问题和紊乱,这时我们说,人的心理健康状态被破坏了。

心理健康与心理疾病(心理变态),是和"没有精神障碍"与"有精神障碍"相对应的。而"健康"与"不健康"则是另外一对范畴,是在"正常"范围内,用来讨论"正常心理"水平的高低和程度如何。因此,"不健康"不是有病,"健康"与"不健康"是包含在"正常"这一概念中的。

心理健康与心理疾病并非对立的两极,而是一个移行谱。心理健康与躯体健康同样重要,可以定义为成功履行心理功能的一种状态,这种状态能产生建设性活动、维持良好的人际关系、调整自己以适应环境。心理健康是个人安康、事业成功、家庭幸福、良好的人际交往、健康的社会关系所不可缺少的一部分。

五、心理不健康会产生哪些危害?

(1) 对生理的影响　心理不健康会不同程度地引起个体生理上的变化,表现为呼吸困难、头痛、血压升高、胸闷、便秘与腹泻等。此外,对身体健康也会产生影响。个体长期处于心理压力状态下,会干扰其认知功能,减弱人体免疫系统功能,进而引发皮肤病、心脏病、消化系统疾病等多种躯体疾病。

(2) 对行为的影响　长期的心理压力容易使个体形成偏执型性格。如果个体的需要长期得不到满足,其心理压力就会增高,心理防御手段会更强烈,心理障碍的患病率就大大上升;而心理障碍又常常导致个体行为出现偏离。

(3) 对生活的影响　心理的不健康,会导致人们缺乏耐心,不能够正确处理家庭中发生的矛盾,在情感上出现偏差,表现为喝酒、吸烟的频率明显增多,过度的抱怨发牢骚,常因小事与人较劲争执;离婚率高,婚姻生活不和谐,与子女关系、亲属关系、邻里关系及同事之间关系紧张。

(4) 对工作的影响　对工作的影响主要表现为:工作进取心不强,工作积极性不高;放任对自己情绪的控制,"脸难看、门难进、事难办";工作态度粗暴;工作效率低下,厌烦感和疲劳感增加;缺乏责任感,工作马虎应付;不愿承担新的工作任务,完成任务质量不高;无法对客观事物进行公正评价等。

第三节　心理健康促进

心理健康促进就是通过一系列措施,促进人的心理健康水平。它是人类健康的需要,是社会发展的需要,是防治心理疾病的最根本性工作。这是一项系统工程,不仅需要政府的投入,更需要全社会的参与。

一、如何从心理不健康到心理健康?

心理不健康的形成,是生物、心理、社会等综合因素的作用。因此对不健康的防治不能仅仅停留在生物医学水平上,而是要采取综合防治。不健康因为属于非疾病状态,要摆脱不健康状态,主要不是靠医生的诊治、药物的疗效,个体心理健康的维护和保持要靠讲究心理卫生,主要有两个途径:一是自我调节,即学会适应环境;二是求助他人,即通过心理咨询来完成。

对于心理不健康的人来说,最重要的是在于自我调节。首先要养成良好的生活习惯,劳逸结合,摒弃不良生活习惯,自觉进行生活规律调节;加强体育锻炼、积极参加健康有益的文化娱乐活动。具体可从以下几方面做起:

(1)平心减压 "平心"即平衡心理、平静心态、平稳情绪;"减压",即适时缓解过度紧张和压力;要善待压力,树立正确的人生观,确立切实可行的目标定向,切忌由于自我的期望值过高无法实现而导致心理压力过大。在日常生活中,要注意做到"四个良好",即人际关系良好、社会适应能力良好、劳动实践良好、自我意识良好,就能将那些不利因素变为有利因素,成为个体积极向上的动力。积极调节不良心理状态,适应复杂环境,尽快从喜怒哀乐、生离死别或重大意外事件的烦恼、苦恼的心情中解脱出来,积极投身工作以冲淡不快情绪和悲伤心情。及时宣泄压抑情绪,化悲痛为力量,学会正确对待人际关系,对待环境。还要培养多种兴趣,兴趣爱好可以增加你的活力和情趣,使生活更加充实,生机勃勃,丰富多彩,从而化解心理压力。

(2)合理作息,规律生活 劳逸结合,重视运动,保障睡眠,经常进行适度运动,保持协调的脑力和体力活动,是消除疲劳、防止亚健康、建立健康生活方式的一个重要因素。适量运动后的人会觉得精神饱满,体力充沛,身体无异常不适感,运动后睡眠好,食欲增加。选择适当的运动方式非常重要:体力劳动者可通过工种互补的方法增加部分肌肉、脏腑、关节的活动;脑力劳动者应积极参加体育运动。常用的比较有价值的体育运动方法有:散步、慢跑、登山、游泳、跳绳、跳舞以及传统的中医导引术如八段锦、易筋、五禽戏和太极拳等。每天抽出一段时间进行静养,完全放松全身的肌肉,去掉头脑中的一切杂念,将意念集中于丹田,不仅能调节神经,还能促进胃肠消化功能,加深肺部的呼吸,会对体力、脑力、心理等各方面起到良好的调节作用。长时间在办公室坐着工作的人,应该每隔1小时活动一下,可以做简单的保健操,也可以随意活动筋骨,这样,虽然占用时间不多,却可以有效地防治由"静坐"生活方式导致的慢性病症。

(3)科学饮食,平衡营养 最科学的食谱是保证营养均衡。日常生活中,每天的膳食必须保证糖、蛋白质、脂类、矿物质、维生素、纤维素等人体所必需的营养物质一样也不少,同时,还应当注意克服两种不良的膳食倾向:一是食物营养和热量过剩,二是为了某种目的而节食,以致食物中某些营养素和热量不足。这两种错误足以导致身体出现亚健康状态。均衡营养,合理膳食,饮食要少盐、少糖,多吃新鲜蔬菜、水果。

(4)自我评估,预防为主 平时注重加强了解亚健康知识,定期体检,开展亚健康检测,及早发现亚健康,及早采取措施加以调理,并从心理、饮食、运动、生活入手,以自然的、物理的方法进行调节、防治。

二、如何保持心理健康?

从心理学角度出发,人们保持心理健康可有以下方法,简称"十步法则"。

(1)培养健全的人格特征 培养谦虚谨慎、沉着稳重的良好品质;要以积极的态度正确处理工作和生活中出现的各种矛盾和问题,绝不回避现实;培养活泼开朗的性格,始终保持乐观的精神和愉快的心境。

(2)加强各种正确观念的修养 一个人如果注意加强自身的正确观念的修养,他就能对人生、对社会有正确的认识,就能科学地分析周围发生的事物,以保证心理反应适度,保持心理健康。

(3)培养积极的心理状态和健康的情绪情感 心理状态是人对社会环境和生活环境的反映,要经常保持愉快的情绪体验,在任何情况下都要做到情绪稳定,遇事冷静。

(4)防止与克服心理冲突 人在社会生活中,主观上的要求与客观上的限制可引起强烈的或持续的心理冲突,心理冲突在一定的条件下能够造成心理疾病。

(5)要正确认识自己 人要有自知之明,要了解自己的长处与短处,避免过于自卑和过于自傲;要了解自己的身体健康和心理健康状况,经常用心理健康标准来衡量自己的行为,促进心理健康。

(6)培养良好的环境适应能力和人际关系协调能力　良好的人际关系可以使人心情舒畅,应当把交往作为生活的一种乐趣,掌握正确的交友观念和人际交往的技能和技巧。

(7)增强耐挫力　"耐挫力"是指一个人面对生活逆境、创伤、悲剧、威胁及其他生活重大压力的良好适应性,有一种理论认为:IQ(智商)、EQ(情商)是成功的基础,AQ(逆商)才是制胜的关键。

(8)积极参加各种体育运动与集体活动　体育锻炼可以促进多种心理品质的协调发展,使人感知敏锐,有利于消除孤独,形成朝气蓬勃、乐观开朗的性格。

(9)以微笑或幽默对待情绪激动　笑是良好的情绪反应,是一种良好的"心灵体操"。俗话说"笑一笑,十年少",笑口常开,有助于心理健康。

(10)掌握必要的心理学知识　增强心理健康水平,从理论上明确有关心理健康的基本知识,并要学习一定的方法。

三、不同年龄阶段的心理健康维护

对群体而言,要按照不同年龄发展阶段的心理特征和心理发展规律,通过各种有益的教育和训练,以及家庭社会的良好影响,来培养和维护人们健全的个性、健康的心理和社会活动能力,使之在学习、工作、生活和创造活动中保持身心健康,处于充满康宁的状态。对个体而言,要通过终身学习,掌握心理自我保健的方法和技术,不断促进自身、家庭的健康水平。只有这样坚持不懈地做下去,才能有一个健康的个体,有一个健康的社会。

不同年龄阶段的人心理维护侧重点不同,只有了解这些重点,才能真正搞好健康、促进工作。以下根据年龄阶段简要归纳心理保健的重点内容。

(一)婴儿的心理保健

婴儿心理健康标准是指体格发育正常,饮食睡眠和大小便有规律,动作与言语发育良好,情绪反应适度,对陌生环境能较好适应。为了达到这些标准,就应该在婴儿养护的过程中,补充丰富的物质营养与精神营养,如哺乳定时定量,进食情绪愉快。要满足婴儿的睡眠需求,卧室空气流通,气温适宜,培养单独睡眠习惯。要加强母子的情感相依,通过母亲的哺乳、抚摸、微笑,使孩子心理需要得到满足。要加强对婴儿感官、动作和言语方面的训练,促进心理健康水平。

对婴儿心理卫生问题要及时处理。如情绪不稳、易哭闹的孩子常常是由于得不到母爱或患病,应给予爱心,并及时治疗疾病。对睡眠不安、夜惊的孩子应提供安静的睡眠环境,睡前不要恐吓、训斥,被褥不要太厚或太薄。对饮食无规律、食欲不好的孩子要纠正不良的喂养方法,营养合理,定时定量。对发育迟缓的孩子要加强针对性的特殊教育与训练。

(二)1~3岁幼儿的心理保健

要促进此期幼儿脑的发育,通过补充营养,加强肢体活动,亲子间一同游戏,可促进孩子智力发展。要注意培养孩子良好的生活习惯,让孩子学会吃饭、穿衣、自我服务;要塑造孩子良好的个性,通过亲子间情感交流、榜样与示范的影响,使孩子建立一定的行为准则,礼貌待人、分享食物。要促进幼儿言语发展,认真回答他们的各种问题,鼓励说话的兴趣与求知欲望,还要注意培养其认识能力。

此期幼儿常出现一些心理卫生问题,如突然断奶导致情绪不稳,大哭大闹和拒食,因此,要有计划地断奶,及时添加辅食;大小便的控制训练不宜太早,从22个月开始,要有耐心,如打骂斥责,会造成孩子心理创伤。逗孩子玩时,不要吓唬,否则会导致恐惧感。有些幼儿会出现依赖和退缩行为,多因教养不当所致,要注意孩子独立生活能力的锻炼,不要包办一切,并为孩子提供与同伴交往的机会。对口吃现象不要讥笑、批评,要正确引导训练,解除心理压力。

(三)4至6岁幼儿心理的保健

游戏是此期幼儿的主导活动,可通过亲子与同伴间的游戏,让幼儿学会人际交往,促进身心健康水平。家庭气氛要和睦,父母要树立好的榜样,培养孩子良好的个性,不打骂,不溺爱,教育要求要一致,并加强与幼儿园教师的教育合作。对幼儿的心理卫生问题要及时处理,对遗尿症的幼儿要排除心理压力,进行适当的生活训练。对神经性呕吐的患儿要找明原因,消除精神刺激。对咬指甲的幼儿进行卫生行为与习惯的训练,对恐惧入园的幼儿要进行一定的行为治疗,如进行系统脱敏治疗,将幼儿恐惧的情境安排成一个从轻到重的梯级程序,让幼儿逐一适应不同的恐惧环境,如能适应就及时奖励,使其消除"敏感"状态,顺利进入幼儿园正常生活。

(四)小学儿童的心理保健

小学儿童从以游戏为主导活动开始转变成以学习为主导活动,心理保健应重在以下几方面:一是作好入学准备,家长可先带孩子熟悉学校环境,还要调整生活作息习惯,让孩子尽快适应小学学习。二是培养孩子的独立性,要让孩子自己动手动脑,培养生活自理能力,切莫事事包办,娇生惯养。三是教养要科学,不要"望子成龙"心切、要求过高,使孩子心理负担太重,打骂或溺爱均不利于孩子心理行为发育,教养方式要民主,以表扬为主。四是多让孩子参加集体活动,走出家庭小环境,鼓励孩子多与小同伴交往,多参加集体活动。五是及时纠正孩子不良习惯与行为,注意教育和纠正孩子说谎、斗殴、逃学、偷窃、吸烟、对性过分关注等行为,同时,还要注意良好个性品质的培养,搞好家庭和学校的合作保健。

(五)青春期的心理保健

青春期是心理的"断乳期",是"危险期",因此,促进心理健康格外重要。要学会正确评价自己,评价过低会自卑,评价过高、太自信,往往经不起挫折。只有正确认识、评价自己,才能做到心理健康。要建立合适的学习目标,要根据孩子的兴趣与特点建立学习目标,培养良好的学习动机,解决好理想与现实的矛盾。要善于调节情绪,培养广泛的兴趣与爱好和开朗乐观的性格,合理调节欲望,提高自我疏导激情的能力和心理适应力,避免情绪剧烈波动。要处理好各种人际关系,如亲子、师生、同学关系,使自己适应环境。注意促进性心理健康,要进行科学适时的性教育,让他们正确认识性问题,与异性自然交往。必须克服性愚昧和早恋现象,对手淫的行为不必过分自责,可通过参加各种有益的活动减少对手淫的注意与关心。

(六)中年期的心理保健

要保持良好的情绪状态,胸怀坦荡,处理好复杂的人际关系,不计较是非得失,遇胜不骄,遇败不馁,顺境不停,逆境不退,避免心理冲突和压力。要丰富文化生活,工作上忙而不乱,劳逸结合,防止过度紧张和疲劳,要根据自己的兴趣与爱好,丰富家庭文化生活,并注意家庭娱乐设施的添置,促进家人间的情感交流,提高家庭生活质量。要量力而为,对自己的体力与能力要正确认识,保持不懈的求知进取精神,做到心理上年轻,才能有所作为。夫妇要尽量心理相容,夫妻关系是家庭关系的核心,对全家人的情绪与心境举足轻重,只有长相知,不相疑,才能心理相容,心心相印,使家庭和谐健康。不吸烟、不酗酒,克服不良的生活习惯与生活方式。

(七) 更年期的心理保健

要科学认识更年期,它是生命的必然过程,要正确看待,保持情绪稳定、精神愉快,有准备地去适应这一变化。做事量力而行,既不能无所事事、老态龙钟,又不能好胜逞强,超过身心承受力。家人间要多关心、体贴、照顾,对更年期的反常行为要谅解、宽容。要正确对待身心症状,有病早治,适当调整。

(八) 老年期的心理保健

要延缓衰老感的产生,因为它会使老年人失去生活的信心。要注意适当的活动,丰富精神生活,保持积极进取精神,为社会发挥余热,做到老有所为。心境要开朗,不论晚景顺逆、好坏、喜悲,只要心宽、乐观、超脱,就能抗拒外界恶性刺激,经受住挫折和不幸打击,做到心舒气顺,颐养天年。要保持脑力活动,脑力不用则退化,要勤思考,学习不松懈,以推迟大脑的退化与老化。要及时满足老年人的合理需求,一些老年人面临贫困、孤独和疾病之苦,为之不安和恐惧,家庭和社区要尽量满足老年人的物质与精神需要,使其安享晚年。要创造和谐宽松的家庭气氛,父慈子孝,家人和睦、友爱、互助,敬老、爱老、养老,使老人备感天伦之乐。社会要帮助丧偶老人在自愿前提下重组家庭。多数离退休老人希望继续工作,他们深感社会生活的重要性,从中可寻找友谊、精神寄托和生活动力,也希望通过新的社会角色实现自我。家庭和社会应理解与支持这种心理需求。

第二章

心理疾病的预防

心理疾病的第二级预防主要要做到"四早"。早期发现、早期诊断、早期治疗心理疾病患者。对心理行为问题发现越早,干预治疗越及时,效果越好,有利于早期康复。

第一节 什么因素导致心理疾病?

不同的人有不同的看法。医生多认为是大脑的病理改变,心理学家认为是精神的内部冲突或是错误的学习,社会工作者认为是不良的社会经济和文化因素的影响。究竟心理变态的病理机制该怎样解释?这确实是一个难以简单回答的问题。

随着生物—心理—社会医学模式的影响,人类对健康和疾病的本质有了深刻理解,逐步认识到精神疾病绝不会是单一因素造成的,任何心理异常现象的产生都是生物、心理和社会文化因素共同作用的结果。生物、心理、社会文化因素各自有独特的内容,三者又具有相互联系、相互制约的不可分割的关系。

生物学因素是指遗传、体质、体型、神经类型、生理生化和免疫系统的特征等,它是因素群中最基本的因素,是心理学因素赖以产生的物质基础,也是心理和社会文化因素所作用的物质承受者。

心理学因素是指人在当时的主观心理状态，在个体发展过程中个体与环境相互作用的经验积累，包括早期和后来的生活经验与人格发展情况，以及认知能力、思维方式、情绪倾向、动机系统、行为习惯、智慧特征、信念和人生观等。心理学因素是在生物学因素基础上产生的，它一旦产生，就时时刻刻给予生物学因素以深刻的影响和制约。

社会文化因素包括经济状况、物质生产水平、地理环境、阶级差别、职业差别、性别差别、意识形态、思想感情、风俗习惯、民族传统、道德伦理观念、教育方式、信仰方式、家庭、学校和社会的影响，以及由于社会文化因素所导致的严重应激。社会文化因素是在生物学和心理学因素的共同基础上产生的，它反过来又直接影响和制约着心理学因素，是心理学因素赖以形成和出现的根源所在，它对生物学因素的影响和制约是间接的，一般是通过心理学因素的中介作用才能实现。

在人的异常心理行为发生、发展和变化过程中，所有这些因素群是错综复杂地交织在一起而起作用的。人若处在严重应激情境中，同时遭受这些因素群的综合作用，就会导致心理和行为的变态。因此，讨论心理变态的病因，必须用生物、心理、社会文化整合的观点来解释，才能得出科学的结论。

第二节　如何评估与判断有心理疾病？

如何判断心理疾病与否，不同的领域有其不同的判断标准。

（1）在心理学领域有统计学标准，来源于对心理特征进行测量的统计学结果。心理异常的判断也采用了这一方法，即认为人的心理状态呈一种正态分布曲线，距均值较近的为大多数，称为正常，远离均值的就可能存在异常，常常把均值加减两个标准差作为正常值范围，偏离此范围者为异常。比如，面临一场重大的考试，多数人处于中度紧张状态，而那些休克者或无所谓者常常是心理素质较差者，难以取得优秀成绩。偏离均值是否都是异常？这要根据具体情况而定。如智商的均值为100，低于70的人可能是弱智，而高于130者为天才，是超常而不是异常。这也可知心理异常是个相对的、连续的变量。这种标准将心理特征数量化，比较客观，便于对比操作，也简便易行，颇受欢迎。运用自然科学中的数理统计方法来研究社会人文科学中的问题，用量化分析取代定性描述,这是现代科学研究方法的发展趋向。

(2)临床医学认为心理障碍病人的脑部应存在病理过程,一些目前尚未发现有明显病理改变的心理障碍,应该在将来能发现更精细的分子水平上的变化,这种病理变化的存在才是划分心理正常与异常的可靠依据。医学标准将心理障碍纳入了医学范畴,将可以找到病理解剖或病理生理变化依据的心理现象或异常行为看作是心理疾病。其心理表现是疾病的症状,脑功能失调才是其产生的原因。这种标准重视物理、化学和心理生理测定,比较客观,但发展仍不完善或不能作为唯一判断标准。

这类标准的一个典型实例就是《中国精神疾病分类方案与诊断标准》(CCMD),该标准主要是根据患者的症状来确定诊断,其中包括时间量化标准。检查患者的症状常常作为医师们采用的手段。临床检查方法包括医学系列检查和心理测验,可以发现异常的心理症状和体征,如幻觉、妄想、怪异行为等。实验室的检查结果对判断神经方面的病变具有重要意义,而心理测验对确定人的智力低下、病态人格和情绪行为问题具有重要作用。但症状检查标准的局限性是显而易见的,有许多边缘的心理异常者并不表现出典型的症状,有的人平时可能是一位正人君子,而在特殊的应激条件下则成为施虐者或受虐者,尤其是人格障碍者在检查中常常有掩饰倾向,使临床观察受限。心理测验固然可以测出一定的人格缺陷,但在测验中的干扰因素有很多,被试的求治动机、测试环境和实施方法、测验工具本身的信度和效度等均影响测试结果,目前尚没有一种万能的测验工具来对所有的心理变态症状予以确诊。

(3)社会文化标准。根据人的行为是否符合一定的社会文化环境、行为准则、道德规范、价值观念、民族传统和风俗习惯来判断心理是否异常是最常用的一种标准。首先与社会认可的行为常模相比较,看是否为常人所理解,有无明显离奇;其次是与一个人以往一贯的心理状态和行为模式相比较,看是否发生显著改变。

心理异常者缺乏良好的社会适应能力,人际关系差,与养育自己的社会文化环境格格不入。在社会生活中,人们有时存在着一定的比较公允的看法,这些看法尽管还不是一种法律规则,但是作为一种潜在准则,它影响着对人行为的判断,比如称自己是"球长"(统率地球)的人常常被看成"疯子",因为这违背了社会的潜在准则。应用社会文化标准时,首先是将个体的行为与相应的社会文化常模进行比较,其次是注意个体的自身变化,看是否有反常态的现象发生,有时把行为的不可预测看作是变态。需要提出的是,某一文化下的正常不一定是健康的,比如同性恋行为在西方某些国家得到宽容,但却有害于健康;另一方面,某一文化下的不正常行为也可能是有益的,如在宗教黑暗统治时期的科学思想萌芽和实践能促进社会的进步。社会文化标准不是一成不变的,它随着时间的推移和社会的发展有时会出现变化,比如手淫曾被看作是一种严重的精神疾病,而如今却认为,如果适度,则是一种健康促进行为。社会适应标准受不同地区、社会习俗、文化及时代的影响,不是僵化不变的。

(4)个人经验标准。人的心目中实际上都有一种主观标准,即根据自己的经验或体验来判断自己或他人心理活动是否异常。比如遇到高兴的事感到悲伤,遇到痛苦的事反而高兴,这不能不说是一种异常,精神科医师可以根据自己的临床经验对病人的心理作出判断。显而易见,运用经验标准必须有个前提:判断者要健康并具备一定的专业素养,否则,判断会黑白颠倒。如精神分裂症患者是难以判断自己和他人的,"否认自己有病"的主观体验正是异常表现。经验标准因人而异,主观性大,即使是专家,在运用中也难免出现失误,这在实践工作中是有许多教训的。为了避免判断者的偏见,可以采用多位专家评定的办法,取其综合意见。以上每种标准都有其依据,都有一定的使用价值,我们仅使用某一种标准可能导致判断不够全面,需要科学分析、相互补充,才能判断自己和他人的心理是否处于疾病状态。

心理疾病的实质是大脑生理生化功能障碍和人与客观现实关系失调的基础上产生的对客观现实的歪曲反映。所谓功能障碍,在医学上常常是指那些与器质性病变相对的、难以用一般的检查方法所证明的障碍,而这些正是心理疾病的特征。心理异常与正常之间的划分是相对的,没有绝对界限,受不同社会文化和理论流派的影响。

数理统计标准是一个基础标准,上述各种标准都要应用它。如个人经验中隐含着统计标准,因为经验的形成正是根据生活中的多次体验和大多数人的评价而逐步形成的;社会文化的常模也是根据统计原理调查建立的;症状评定量表的使用和实验测量资料的分析都要运用统计方法。另一方面,统计也不是万能的,因为变态心理的某些特殊感知和信念不可能用纯客观的方法来判断,必须兼用一些定性描述的方法,结合上述各项标准,根据对象的特殊情况,对心理的异常作出更为科学的判断。对心理健康与否和是否有心理疾病的心理评估,必须由专业人员进行和判断评估。

第三节　心理疾病的分类

异常心理的分类一直是个棘手的课题。传统的变态心理学把异常心理分为心理过程障碍和人格障碍两大类;临床医学曾把它分为神经症、心身疾病、人格障碍和精神病四大类;医学心理学把它分为轻度和重度心理障碍、心理生理障碍、大脑损害所致心理障碍、特殊条件下产生的心理障碍。较为完善的是精神病学分类,目前国际上常用的分类诊断系统有国际疾病分类系统ICD-统计手册、美国的 DSM 系统。我国使用的《中国精神疾病分类方案与诊断标准》借鉴了 ICD-10 和 DSM-IV 的分类优点,结合中国国情和传统经验,采取删繁就简的原则,每种障碍都有具体诊断标准。

《中国精神疾病分类方案与诊断标准》(CCMD-3)将精神障碍分为:

(1) 器质性精神障碍;

(2) 精神活性物质或非成瘾物质所致精神障碍;

(3) 精神分裂症(分裂症)和其他精神病性障碍;

(4) 心境障碍(情感性精神障碍);

(5) 癔症、应激相关障碍、神经症;

(6) 心理因素相关生理障碍;

(7) 人格障碍、习惯与冲动控制障碍、性心理障碍;

(8) 精神发育迟滞与童年和少年心理发育障碍;

(9) 童年和少年期的多动障碍、品行障碍、情绪障碍;

(10) 其他精神障碍和心理卫生情况。

第三章

各种常见心理疾病预防知识

心理疾病是一类具有诊断意义的精神方面的问题,特征为认知、情绪、行为等方面的改变,可伴有痛苦体验和(或)功能损害。例如,阿尔茨海默病有典型的认知(特别是记忆)方面的损害,抑郁症有明显病态的抑郁体验;而儿童注意缺陷障碍的主要特征是多动。这些认知、情绪、行为改变使得病人感到痛苦,功能受损或增加病人死亡、残疾等危险性。

国外研究表明,25%~30%的急诊病人是由于精神方面的障碍而就诊;在美国,每10个人中就有1个人在其一生某个时段中住进精神病院,1/3~1/4的人群将因精神健康问题寻求专业人员的帮助。

第一节 痴 呆

一、典型案例

患者女,72岁,已婚,退休教师。自幼生长发育正常,性格外向,适龄上学,成绩优异。大学毕业后在某中学任历史老师,工作能力强,人际关系好,50岁退休,帮儿子带孩子,做家务,经常参加朋友聚会活动,有"高血压病史20年",一直服降血压药物,血压控制较好。

68岁开始健忘,经常丢三落四,感叹:"哎!人老了,记性也变差了!"早期还能完成家务,但随着年龄增长,她的记性也变得很糟糕,刚做的事都会忘记,比如记不清早餐吃了没有,记不清刚说的话等,但是问她年轻的时候去的地方却记得很清楚。以前很爱美,衣服总是清清爽爽的,最近这段日子总是穿得邋里邋遢的,要么扣错扣子,要么胡乱穿衣服。找不到东西就会认为是儿子偷走了,多疑、敏感,对家人不关心,变得很自私,不愿意外出参加社交活动,兴趣爱好也明显减少。出门经常走丢,让家人非常头疼,特别是近两年,吃饭、穿衣、洗澡都需要家人照顾,大小便失禁,甚至不认识熟悉的人,不知道时间和地点。

二、基本概况

王某患的是老年性痴呆,英文名为 Alzheimer's disease(阿尔茨海默病),常简写为 AD,是老年人的脑部疾病,患者的脑细胞会急速退化,但并不是正常的衰老过程。脑部功能逐渐减退会导致智力减退、情感和性格变化,最终严重影响日常生活能力。

从发病情况来看,AD 患者女性多于男性,比例约为(1.5~2):1。由于起病缓慢,所以难以确定病期。另外,患者往往是在痴呆症状明显时才来就诊,此时常常是已在发病后 1 年~2.5 年以上。有资料统计,就诊时,患者病期在 5 年以内的占 70.6%,在 5 年以上的占 29.4%。

AD 的病程可延续 20 年,早期或轻度 9 年,中期或中度 5 年,恶化 6 年,给个人、家庭带来沉重的负担和痛苦。

三、原因剖析

AD 的确切病因至今不明,起病可在老年前期,但老年期的发病率更高。在 65 岁以前起病的类型常有痴呆家族史,病情进展较快,有明显的脑组织损害的特征,包括失语、失用等。65 岁以后起病者病情进展较慢,以广泛的高级脑皮层功能障碍(即记忆障碍)为主要特征,患者的脑部神经元数量显著减少。

近年国外大量研究的重点集中在:遗传学、免疫学、病毒感染、神经递质和神经内分泌等方面,表明许多因素与该病的发病机制有关。

(1)遗传因素　AD 具有家庭聚集性,40% 的患者有阳性家族史。

（2）铝的蓄积　AD 的某些脑区的铝浓度可达正常脑的 10~30 倍,老年斑(SP)核心中有铝沉积。故有学者提出"铝中毒学说"。

（3）病毒感染　许多病毒感染性疾病的患者,可发生在形态学上类似于 AD 的神经纤维缠结和老年斑的结构变化。

（4）免疫系统功能障碍　AD 患病的发病率随着增龄明显增高,而增龄与免疫系统衰退、自身免疫性疾病增加有关。

（5）神经递质学说　研究证实 AD 患者的大脑皮质和海马部位乙酰胆碱转移酶活性降低,是引起痴呆的生化因素。

（6）正常衰老　神经纤维缠结和老年斑也可见于正常人脑组织,但数量较少,只是 AD 时这些损害超过了一定的"阈值"水平。

（7）雌激素作用　长期服用雌激素的妇女患 AD 危险低,研究表明雌激素可保护胆碱能神经元。

在复杂的 AD 病因学研究中发现,增龄性改变及遗传因素两者比较明确。

四、评估诊断

阿尔茨海默病十大危险信号:

（1）记忆力日渐衰退,影响日常起居活动。

（2）处理熟悉的事情出现困难。

（3）语言表达出现困难。

（4）对时间、地点及人物日渐感到混淆。

（5）判断力日渐减退。

（6）理解力或合理安排事物的能力下降。

（7）常把东西乱放在不适当的地方。

（8）情绪表现不稳及行为较前显得异常。

（9）性格出现转变。

（10）失去做事的主动性。

日本专家吉泽勋在多年临床体验和各种调查结果的基础上制定了一种简易的自我预测 AD 的方法,可供参考:

以下 25 种现象中如果有 15~25 种现象符合你的情况,将来患痴呆症的可能性就极高;如果有 8~14 种现象符合你的情况,也应及时引起重视;如果仅 1~7 种现象可令你对号入座,那么,暂且放心,但也不能麻痹大意。

(1) 几乎整天和衣躺着看电视。

(2) 什么兴趣爱好都没有。

(3) 没有一个可以亲密交谈的朋友。

(4) 平时讨厌外出,常闷在家里。

(5) 日常生活中没有属于自己干的工作或在家庭中不起什么作用。

(6) 不关心世事,不读书也不看报。

(7) 觉得活着也没什么意义。

(8) 身体懒得动,无精打采。

(9) 讨厌说和听玩笑话。

(10) 有高血压或低血压。

(11) 平时发牢骚或埋怨。

(12) 将"想死"当成口头禅。

(13) 被人说成神经过敏,过分认真。

(14) 这个那个过分忧虑。

(15) 经常焦躁易发脾气。

(16) 对任何事情都不会激动,无动于衷。

(17) 什么事若非亲自动手,便不放心。

(18) 固执己见。

(19) 沉默寡言。

(20) 配偶去世已有 5 年以上。

(21) 不轻易对人说"谢谢"。

(22) 老讲自己过去值得自豪的事。

(23) 对新的事物缺乏兴趣。

(24) 啥事都要以自己为中心,否则心不平。

(25) 对任何事都缺乏忍耐。

吉泽勋忠告老年人对生活要充满热情,每天保持适度的紧张感,即有所事事。

阿尔茨海默病的诊断先检查病史、进行神经检查及简短的智能测验。基本检查有神经心理测试、血液常规、生化检查(肝肾功能)、维生素 B12 浓度、甲状腺功能、梅毒血清检查及脑部电脑断层或磁振造影等,特殊情况亦有其他检查类型。有失去记忆导致忧虑的症状,就可能罹患了阿尔茨海默病,但必须经过医师的智能测验及脑部断层扫描才能确定,以下是作为指标的智能检测量表。

表 3-1 阿尔茨海默病智能检测量表

阶段	智能测验说明	症状说明	平均期间	退化程度
1	(MMSE:29-30)	正常	—	成人
2	(MMSE:29)	正常年龄之健忘,与年龄有关之记忆障碍(忘记东西放置的地方及某些字,减少注意力)	—	成人
3	轻度神经认知功能障碍(MMSE:25)	降低从事复杂工作之能力及社会功能(例如:完成一份报告)	—	年轻之成人
4	轻度阿兹海默氏失智症(MMSE:20)	计算能力下降(100-7,40-4),无法从事复杂活动(个人理财、料理三餐、上市场),注意力、计算及记忆障碍(近期为主)	2年	8岁-青少年
5	中度阿兹海默氏失智症(MMSE:14)	计算能力明显下降(20-2),失去选择适当衣服及日常活动之能力,走路缓慢、退缩、容易流泪、妄想、躁动不安	1.5年	5-7岁
6	中重度阿兹海默氏失智症(MMSE:5)	无法念 10-9-8-7……,需他人协助穿衣、洗澡及上厕所,大小便失禁,躁动不安,降低语言能力	2.5年	5-7岁
7	重度阿尔兹海默失智症(MMSE:0)	需依赖他人持续照顾,除叫喊外无语言能力,无法行走,行为问题减少,增加褥疮、肺炎及四肢挛缩之可能性	MMSE 从23(轻度)→0 约6年,每年降3~4分,MMSE 到0后可平均再活 2~3年	4周-15个月

五、治疗与预防

目前尚无肯定的十分有效或治愈的方法。治疗 AD 的药物主要分为两类:

（1）增加脑内胆碱能神经系统功能,主要为胆碱酯酶抑制剂和 M-胆碱受体激动剂。

（2）作用于神经传递系统的细胞保护剂,以延缓脑神经元变性过程。

其他治疗有：

铝蟹合剂,可减少铝的吸收及脑组织铝浓度。

非固醇类和固醇类抗炎药对一些患者的病情有减轻作用。

性激素,对老年妇女痴呆有一定作用。

改善脑代谢药,如银杏叶提取物可改善神经元代谢。

钙离子拮抗剂,减少脑细胞钙稳态失衡。

中医中药治疗：一般多从脑、心、肾等不同脏腑及气、血、痰、瘀、火、郁等病机论治。

学习疗法：日本东北大学教授川岛隆太让患者每天进行 20 min 的三加四等于几之类的简单运算,或让他们阅读和抄写童话,结果发现,严重患者可去掉尿布,并能与家人进行简单交流。每周学习 5 次比 2 次的患者疗效显著。

由于阿尔茨海默病是无法治愈的退化性疾病,患者终需依赖其他人协助及照顾,主要的照护者通常是患者的伴侣或是亲近的家属。然而照护阿尔茨海默病患者会对照护者产生非常大的负担,对照护者的人生各方面都造成压力,包括其社交、精神、体能和经济都会受到影响。在发达国家中,阿尔茨海默病是社会中花费最高的疾病之一。一般来讲,应着重于以下几个方面：

外出关照。在患者身上要常备一张小卡片,写明这位老人是老年性痴呆患者,同时注明电话号码及家庭住址,万一老人走失,便于发现者与家人取得联系。

物品照管。患者常爱将废纸、脏塑料袋视为珍品收藏,使家中脏乱不堪。对此,家人无须与患者论理,只需要偷偷扔掉就是了。患者记忆甚差,你扔掉的物品,他是回忆不起来的。贵重物品要藏好,免得老人丢弃或被人骗去。

睡眠看护。患者常日夜颠倒,家人要帮助他们按时起居。夜间要避免他们走失。必要时遵医嘱在晚上给他们服助眠药。不要给他们饮酒、吸烟、喝浓茶和咖啡,以免加重睡眠不良。

病情监护。患者感觉迟钝,有了病痛不会及时诉说,因此要注意观察他们的各种细微变化,如有无脸红发烧、面部痛苦的表情,发现异常,及时就诊,以免病情加重。

其他照顾。例如,根据气温变化,随时为他们增减衣服；菜肴宜清淡,富营养,易于消化,若吃鱼虾,应代将鱼刺取出,虾壳剥掉,以免鱼刺噎喉；日常生活用品,应放在其看得见、找得到之处。

除此之外,还可以有针对性地采取一些措施,比如:

对记不住日子的患者,可将一个大的日历固定放在容易被看见的地方,每天划掉过去的日子,鼓励并帮助老人做这件事。

对时间错位的患者,他们会半夜起来去散步。可放一块写有白天或夜晚的板子在老人床旁,当白天和夜晚交替时,要记住转换板子。

对有技能丧失倾向的患者,家人应该原谅并允许他们花更多的时间做一些事,如洗碗、扫地、打电话,尽可能帮他们留住生活能力。

对思维有萎缩倾向的患者,家人要鼓励他们诉说往事,使他们感到被重视、被尊重,或鼓励几个老人在一起怀旧。

对行为异常的患者,包括有好斗多疑、随地大小便和脱去衣服等倾向的患者,家人应该知道,造成这些行为是老人丧失记忆的结果,并非故意。因此要充分地给予谅解,耐心劝导,并想方设法分散他们的注意力,以达到一定程度的纠正。如对随地大小便的患者,可在卫生间门上贴一写明"卫生间"字样的字牌,夜间在卫生间附近留一盏灯,便于他们如厕。

此外应该安排一些有益于身心健康的活动,如散步、打太极拳、读报、听听轻松的音乐、做一些力所能及的家务,以分散他们的病态思维。

总之,照顾一个患痴呆症的老人并不是一件容易的事情,但是我们必须善待他们。

六、积极预防

AD病因不明,所以预防也有难度。但这不等于坐以待毙。近年来很多专家依据研究结果提出了一些建议,可供参考:

(1) 美国纽约哥伦比亚大学外科医学院神经系的医学专家认为,减少导致脑衰老危险因素的方法是:

保证饮食中脂肪含量不要太低(不少于总热量数的15%)。

积极治疗慢性病毒和寄生虫感染。

避免食用引起过敏或易感食物。

减少与化学试剂或毒素的接触,多食用十字花科蔬菜,如花茎甘蓝、花椰菜及卷心菜。

(2) 美国纽约爱因斯坦医学院的研究人员调查之后发现,那些走路困难、腿脚不灵便的老人,比腿脚灵便的老人患上痴呆的可能性最多会高出十几倍。他们认为行走困难与痴呆之间之所以联系密切,是因为这样的患者往往体内输送给大脑的血液越来越少,使得大脑得不到维持思维运转所需的足够营养。建议老年人要防止腿脚早衰,办法包括降低血压和胆固醇,控制血糖以及加强身体锻炼,尤其是腿部锻炼等。

(3)世界卫生组织老龄委员会的专家认为尤其是一些生活单调枯燥、丧偶和思维不活跃的老人更容易发生 AD。因此,要保护脑力,老年人除了适当的营养和充足的睡眠外,应该坚持玩玩具,所谓"流水不腐,户枢不蠹"。

(4)英国一项研究表明,加大维生素 B_{12} 和叶酸的摄入有利于预防 AD。研究显示,那些血液中维生素 B_{12} 含量在正常范围的 1/3 下限者,患 AD 的可能性增加 3 倍以上,而叶酸含量同样低者,患病的可能性增加 2 倍。

(5)从食物中摄入 B_{12} 和叶酸既有效且安全。富含 B_{12} 的食物有:雏菊、香菇、大豆、鸡蛋、牛奶、动物肾脏以及各种发酵的豆制品等;叶酸丰富的食物是:绿叶蔬菜、柑橘、西红柿、菜花、西瓜、菌类、牛肉、肝脏和肾脏。

(6)中医认为,手上集中了许多与健康密切相关的穴位,经常以手指为中心进行各种活动,可以使大脑皮层得到刺激,保持神经系统的青春活力,对 AD 可起到预防作用。

七、理解痴呆

1 岁孩子把牛奶打翻人们只当平常,而 80 岁老人任性地把水倒了,大家就或有责备。阿尔茨海默病的残忍就在这里,孩子怎样成长,老人就怎样退化。他们没有"痴呆",只是回归孩子的状态。当他们忘记往事,忘记如何吃饭,忘记如何说话,请耐心对待。

第二节 毒品依赖

一、典型案例

嚣张的谋杀犯。

2013 年夏天的一个普通的夜晚,已经是接近凌晨的时间了。突然,7 楼的一个房间里传出一对男女激烈的争吵声,黑暗里突兀的吵闹声响几乎将附近的邻居都给吵醒了。正当大家都错愕不已,甚至想去干预的时候,就听见女人的失声尖叫,然后是"嘭"的一声巨大的声响,似乎是什么东西从高空坠落在了地面。寂静的夜空里这一声凄厉的尖叫声和巨大的声响让人们有了不好的预感。当大家涌出家门,才发现楼下可怕的一幕:一个衣着不整的女人七窍流血地摔在一楼的地面上,已经支离破碎,面目全非。正当所有人胆战心惊地猜测自杀还是他杀时,7 楼的阳台上,一个赤膊的年轻男人探出头来,令人奇怪的是,他既不哭泣,也不害怕,而是挥舞着胳膊,对着楼下的所有人大吼起来,"你们来啊,都来啊,老子不怕,来几个我杀几个……"

　　警方来得很快,也迅速地破门而入,控制了犯罪嫌疑人。警察在7楼的卧室里找到这个姓鲁的年轻男人的时候,他双目发红,手上握着刀不停地对警方挥舞,言语紊乱,冲动又恐惧。卧室里发现塑料瓶、吸管、锡纸等做成的吸食冰毒的专用器具。被警方控制后的第二天,鲁某才逐渐能够回忆起自己的所作所为。鲁某是一个24岁的男性,大学毕业后单身一人留在这个城市,在一家外资企业做销售工作,平时经常陪客户在各大娱乐场所消费玩乐。2012年10月份在某酒店的KTV包厢娱乐时认识了陈姓小姐,两人建立了恋爱关系,由陈某带领,鲁某开始学会吸食冰毒。

　　大半年来鲁某吸毒的次数并不固定,有时每天吸2~3次,有时隔半个月左右,似乎也无强烈想吸的愿望。吸后摇头、兴奋,性欲很亢进,也晕倒过。惨案发生的那天,陈某带了400元的冰毒前来,鲁某吸食了比平时多1倍的量,吸完后就觉得脑子里闹哄哄的,出现好多人和事的画面。和陈某为零碎的小事吵了几句嘴后,陈某把玻璃灯打碎了让其跪下,还威胁鲁某要找人打他。争吵平息后,鲁某却出现了幻觉,似乎透过房门看见有人蹲在楼梯口,陈某也不停地咳嗽,有意无意地把门堵住。鲁某开始紧张、恐惧,陈某玩手机,他觉得她是在发消息叫人;陈某洗脸敷面膜,他觉得她是想用面膜堵住自己的口鼻让自己窒息;陈某打开电视机,摆弄电线,他就闻到浓烈的煤油味,似乎是想加害自己……这个时候,房门外、阳台下传来窸窸窣窣男人说话的声音,中间隐约夹杂着辱骂自己的声音。鲁某崩溃了,他拿起水果刀,威逼陈某和自己同归于尽,遭到拒绝后捅了陈某腹部一刀,陈某负伤逃到阳台后,鲁某勒住她的脖子,将其推下阳台。鲁某向警方陈述这一切的时候,对过程的回忆仍不完全,言语零碎片段,情绪仍然紧张恐惧,虽然对自己杀死陈某供认不讳,但坚称自己当晚看到和听到有人前来要谋害自己。在此后法院委托进行的司法鉴定中,医生发现鲁某一次吸食较大量的毒品后,出现意识障碍,伴有明显的幻视、幻听及被害妄想,在妄想的支配下做出了严重的伤害行为。

二、基本概况

　　鲁某的症状,是典型的"精神活性物质所致精神障碍"。精神活性物质,通常指的是能够影响人类精神活动,并会导致成瘾的物质,包括各种违禁药品(如麻醉药品、精神药物)及并不违禁的烟、酒等。而我们常说的毒品就是精神活性物质的一大类。毒品是社会学概念,指其有很强的成瘾性,非医疗使用,并在社会上禁止使用的化学物质。和国际上相同,我国的毒品也分为传统毒品和新型毒品,但都存在严重的依赖、滥用,稍微减少用量就会产生明显的戒断症状和强制性觅药行为(表3-2)。

表3-2 我国常见的毒品种类

	新型毒品	传统毒品
代表品种	冰毒、摇头丸、麻古、K粉等	鸦片、海洛因、可卡因、大麻等
来源	大部分是化学合成	罂粟、古柯、大麻等原植物或加工的半合成类毒品
对人体的作用	兴奋、抑制、致幻	镇痛、镇静为主
滥用方法	口服或鼻吸式	吸烟式或注射
滥用与犯罪的关系	吸食后行为失控造成暴力犯罪	吸食前为了获取毒资而去杀人、抢劫、盗窃犯罪
滥用场所	娱乐场所或聚众	隐蔽
依赖	躯体及心理依赖	心理依赖,少见躯体依赖

近几年来,由于联合国"替换种植"计划在"金三角"得到实施,该地罂粟的种植面积已不到20万亩,致使作为传统毒药提炼原料的鸦片的产量大幅度缩水,使得海洛因价格飞涨。国内海洛因价格已经是黄金价格的4~5倍。高昂的价格让传统毒品吸食者和好奇者望而却步,也在一定程度上遏制了传统毒品的扩散蔓延。同时随着禁毒宣传教育的深入开展,公众对传统毒品的危害已较为了解,相较之下,摇头丸、冰毒等新型毒品的危害性还未被人广泛认识,具有极强的隐蔽性。其娱乐性毒品、休闲毒品的性质也使其备受青少年的喜爱;同时新型毒品低成本、高效率、易制作的特点更是让毒贩们蜂拥而上。以上种种特点使得新型毒品广泛传播,极易获得,其带来的危害也开始逐渐引起人们的重视。

中等剂量的新型毒品(如冰毒),可致舒适感,警觉性高,话多,思维敏捷,欣快得意,注意力集中,性功能亢进,运动能力增加。长期使用或一次大剂量吸食可产生刻板性行为,偏执性精神分裂症表现:如被害妄想、生动的视听幻觉,敌对性和冲动性行为,以及人格和现实解体症状,焦虑状态,认知功能损害等。吸毒者往往在幻觉妄想和情绪影响支配下出现明显的暴力伤害和杀人犯罪倾向。

鲁某吸食冰毒已经大半年,在一次大剂量吸食后出现明显的幻视(看见有人蹲在家门口)、幻听(听见有人在楼下威胁)、被害妄想(觉得陈某的任何举动都是意图加害自己),在此异常思维的支配下冲动将人杀死。

三、原因剖析

吸毒即"药物滥用/依赖"的俗称,指长期非医疗目的使用成瘾药物,产生一系列不良后果,吸毒者对成瘾药物产生强烈心理渴求和强制性用药行为。吸毒首先是一个严重的社会问题,除了社会风气、宣传教育及毒品获得的难易程度等客观因素外,年轻人的好奇心,叛逆、冲动、不负责任的人格特点,精神苦闷思想空虚的生活状态,也是他们选择毒品的主观因素。吸毒一词本身带有道德评判和歧视色彩,许多人认为吸毒是一种不良行为,是道德衰败、意志力薄弱的表现。但是随着现代医学与科学的发展,对药物依赖(吸毒)的病因和发病机制研究的不断深入,科学界对吸毒行为的疾病观念已成共识,认为虽然最初吸毒是个人自愿选择的行为,一旦成瘾就发展成一种慢性复发性脑病。同许多其他慢性疾病如高血压、精神分裂症、抑郁症等一样,药物依赖(吸毒)的病因和发病机制十分复杂,是社会、心理和生物学因素共同作用的结果,虽然社会环境、家庭背景、生活方式、心理因素和人格特征在这些疾病中起着重要作用,但生物学因素的作用同样不可或缺。

例如,不管吸毒者文化、种族和社会经济的背景有多大的差异,吸食同一种毒品后都会出现相似的症状、临床表现,都会很快成瘾依赖。医学研究也已经发现,脑内多种神经递质系统与依赖性药物(毒品)的药理作用、耐受性、躯体戒断反应、心理渴求等密切相关。吸毒戒断者的心理渴求也有着复杂的生物学基础,它是客观存在的症状,非戒毒者主观意志所能控制,如同精神分裂症患者不能控制自己的幻觉、妄想等症状一样。

毒品的心理依赖,俗称"心瘾",这是毒品对中枢神经系统作用所产生的一种特殊的精神效应,而新型毒品之所以具有心理依赖,是因为它们具有强烈的奖赏作用和强化效应。奖赏是指毒品会引起和人类获得机体必需生存物质时(如食物、水、性伴侣)类似的正性情感反应,如欣快、兴奋、喜爱,充满力量,性欲旺盛等,而重复使用该毒品时,脑部收到错误的信号,认为毒品是生存所必需的,从而使毒品与获得快感之间联系越来越紧密,获得强化。毒品依赖是长期连续使用依赖性物质而产生的慢性复发性脑病,这就是毒品所致心理依赖的来源。所以这也有助于我们理解为什么有时单独消除了戒断症状,瘾君子们仍然没有控制用药的能力,仍强迫性地觅药、用药而不顾后果。停用毒品后数月、数年、数十年仍然存在。

四、评估诊断

"毒品依赖"经常又被称为"物质依赖""药物依赖"或"精神活性物质/药

物依赖"。依赖性是一些精神活性物质/药物具有的特殊神经精神毒性。依赖性物质,尤其是毒品,不仅能引起令人愉快的意识状态,而且会引起人出现对这种欣快感的强烈渴求,迫使人们无止境地追求用药,导致人们非法地自行反复大量使用,即构成了"滥用"。

现代医学研究证明,这是因为吸毒者吸毒成瘾后,其脑的功能发生了诸如受体亲和力、递质释放、病理性氨基酸代谢等毒品依赖性变化,并且脑的结构也发生了病理性改变,如受体构象、递质耗竭和束泡变性、萎缩甚至消失。因此,我们说吸毒是不良行为,而成瘾则是脑的高级神经活动障碍,且为反复发作性顽症。

国际医学界已经把毒品依赖列入了精神疾病范畴,并制定了相应的诊断标准。

而长期大量滥用毒品,可造成慢性中毒、体质量下降、消瘦、溃疡、脓肿、指甲脆化和夜间磨牙。高剂量或重复使用新型毒品(如冰毒)可产生中毒性精神病,表现有被害妄想、幻觉(多为幻视,也可能出现幻听、幻嗅、幻触)。因为新型毒品以中枢兴奋剂苯丙胺类为代表,所以现代医学又称之为苯丙胺精神病。

五、理解和应对

对于毒品依赖,尤其是毒品造成的躯体依赖,目前已有许多有效的治疗和预防方法。

目前医学界普遍认为,吸毒是一种疾病,是"药物依赖",如同精神分裂症的幻觉、妄想一样,是客观存在,只是因为脑功能活动的复杂深奥,现在还无法全面揭示其真谛而已。几乎所有的吸毒者都有戒毒的愿望,但是因为戒毒过于困难、难以持久而致使复吸率太高。戒毒的过程包含了急性脱毒、戒毒康复、回归社会。急性脱毒是戒毒必须经过的第一步,在医生的帮助下并不很困难;戒毒康复目前在现有条件下有一定困难,家属及社区的帮助显得至关重要。吸毒者是"病人"的观念是首要的,一味地埋怨、指责是有害的;同样,盲目听从或全盘信任也是不可取的。相互沟通是戒毒康复的前提,恰当的鼓励与有选择的信任是家人及社会最大的支持;同样,允许犯错误、允许有反复是应有的辩证观念。当然。我们也应该认识到,吸毒并不是每个人都能生的"疾病",得病的人必然有一定的原因及条件,我们无法圈定每个人的生活方式,但如果要戒毒,必须尽可能改变以前不良的生活方式;必须逐步改变吸毒者自身的人生观、世界观、价值观。通俗地讲,尽可能脱离原来的"圈子",有规律的良好生活方式的逐步建立,才是吸毒者回归社会的前提。

第三节 酒依赖

一、典型案例

蹊跷的嫉妒狂。

患者男,53岁,炼油厂工人。在工厂大院里生活了30多年,一向口碑良好,邻居和同事都觉得老吴是个热心、勤快、顾家的好男人。和妻子王某结婚30年,两人互相体贴,感情融洽,有一个近30岁的女儿,大学毕业后在银行工作,4年前已经成家生子,家庭和睦,收入稳定,这是一个人人称羡的美满家庭。老吴出生于一个爱酒嗜酒的家庭,从17岁就开始追随父兄饮酒,平时在单位也以豪饮著称,同事送外号"吴两斤"。除了与同事应酬饮酒以外,平时老吴每天也会在家自斟自饮。尤其是近5年来,老吴每天三顿无酒不欢,宁可无饭,不可无酒。平日老吴常说的一句话就是,活了50多年,最爱的就是老婆、女儿和酒。

但是从两年前开始,邻居们发现老吴慢慢地变了。首先发现他不再那么和蔼可亲,有时甚至为一点小事就和人大打出手。以前助人为乐的老好人,变得斤斤计较,疑神疑鬼。最常看见的情景是老吴手上拎着酒瓶回家,好像工作也不那么上心了。偶尔和他说句话,离得很远就能闻到浓烈的酒味。以前经常看见老吴夫妇两人一起散步,恩爱非常。现在很少看到两人一起出现,邻居甚至听见老吴家中传来争吵打闹的声音。老吴的妻子出现在众人面前时经常遮遮掩掩,但大家仍然能够发现她额头、胳膊等处的青紫伤痕。就在邻居们都在猜测不断时,老吴家里出了大事。老吴因为怀疑妻子和单位男同事私通,多次争执、打闹无果后,2014年夏天的某晚发现妻子和一个陌生男人说了几句话后爆发,将妻子砍成重伤。现在妻子住在外科救治,老吴则被女儿送至精神病院住院治疗。

二、基本概况

患者罹患的是一种疾病,即"酒依赖",以及在长期大量饮酒的基础上出现的"酒精所致幻觉妄想症"。吴某17岁开始饮酒,饮酒史30余年,每日饮酒至少10年。尤其近5年,每日饮白酒少则0.5 kg,多则1 kg。已经到了酒不离身的地步。一旦饮酒量稍有减少,或者饮酒间隔增长,就会出现手抖、心慌、出汗,为此不断找酒喝。吴某的人格、性情也随之发生了改变,从温和、亲切变得孤僻、古怪而自私,并出现嫉妒妄想,凭空怀疑妻子有外遇。

日常生活中,急性醉酒我们很重视,而慢性酒精中毒,也就是酒依赖这种危害更大的疾病我们却经常会忽略。根据1998年国内六地区饮酒情况及相关问题调查显示,酒依赖的总患病率达到3.14%。酒依赖病人中,因为长期大量饮酒对中枢神经系统的严重毒害,会出现各种躯体疾病及精神障碍。因此,这种疾病不仅对病人本人,也会对其周围亲人及社会造成轻重不等的伤害,需要引起社会各界和医学界的充分重视。

三、原因剖析

在中国五千多年的历史长河中,一方面,酒是物质的饮料;另一方面,酒承载了中国人精神的、心理的诉求。源自华夏民族原始的饮酒文化主流,发展到现在,融于民众的日常生活中,有出于礼的需要,有用以享受生活的乐趣,或借酒解闷,或放浪狂饮,或是沉酣饮之。当然酒也是人际关系的"润滑剂"和个人性格的"壮胆剂",它起到调节人际关系、培养和促激人们性格的作用。俗话说"无酒不成席",酒在我们的社会生活中无所不在。从古到今,各种喜宴功宴,如果没有酒,那能叫宴吗?客人到来,烟茶事小,无酒不成敬意。

在西方,酒精也是人们生活中不可缺少的一部分。除了常饮酒的种类、饮酒的目的及礼仪方面中西方有所不同外,西方人的"酒量"并不比中国人差。

酒是一种饮料,其关键特征是含有乙醇。人类引用的酒水经酿造而来,是人造之物。作为食品,酒中含有糖基、氨基酸等营养成分,而其主要成分乙醇则是一种精神活性物质,也称成瘾物质。成瘾物质能够影响人类心境、情绪、行为,改变意识状态,并能够使人类依赖。烟草和酒精又被称为"软毒品",并不被社会禁止使用,还在许多场合被用于社交。

酒是一种中枢抑制剂,可抑制大脑皮层的活动,使皮层下低级中枢脱抑制而表现兴奋、活动增多、欣快、情绪释放,可以消除焦虑和对抗其他负性情绪等。如"酒逢知己千杯少"是指欣快、满足感,"一醉解千愁"指消除不良情绪的作用,"酒壮英雄胆"指对焦虑和恐惧的弱化,"李白斗酒诗百篇"则是酒起到兴奋作用。

正因为酒的这种不同于其他食品和饮料的特性,使酒具备了促进情感交流沟通的社交属性。饮酒行为除了个人需要和满足外,在人类的社会行为中还扮演了重要的"媒介"角色,是人类生存实现的一个重要手段。

但是,从人类开始饮酒,就有了酗酒,无节制的狂饮滥醉导致了酒依赖这一严重公共问题的出现。酒精(乙醇)的精神活性作用和人类生存矛盾固有的某些本性相结合,使得饮酒在古今中外均得以流传。酒依赖在西方国家极为严重,在今天的中国也日益明显。

四、评估诊断

酒依赖(alcohol dependence),俗称"酒瘾",是由于长期反复饮酒所致的对酒渴求的一种特殊心理状态。对于中国男性,通常每日饮白酒125 g 5年以上,就会进入依赖状态。酒依赖在一般人的表现主要有:对酒极度渴求,无法自控;固定的饮酒时间及模式,定时饮酒,尤其早晨饮酒;饮酒高于一切,不顾事业、家庭和社交活动;早期酒量逐渐加大,但酒依赖后期耐受性反而下降,少量饮酒就出现醉酒现象;一旦减少饮酒量或延长饮酒间隔就会反复出现戒断症状,如手、足和四肢震颤,出汗、恶心、呕吐等,若及时饮酒,则迅速消失,此现象常因一夜未饮酒而发生于早晨,因此酒依赖的人通常存在"晨饮";一旦发生酒依赖,很难保持长期戒酒,如果戒酒后重新饮酒,就会在较短的时间内再现原来的依赖状态。

乙醇为亲神经物质,长期饮用可产生慢性中毒,造成神经系统难以逆转的损害,大脑皮层接通功能减弱,灵活性减低。这时,我们通常能够发现酒依赖病人逐渐加重的个性改变以及智能衰退。原来熟悉的亲人或朋友逐渐变得自私、孤僻、没有责任心,显得反应迟钝、记忆力下降、工作能力下降,而且情绪不稳定,变得很难相处,并常把工作、生活中的困难归咎于别人。同时,你会发现他对酒极为渴求,千方百计也要弄到手,终日手不离瓶,饮酒不分早晚,以酒当饭,以致经常出现感染、胃炎、营养不良、失眠以及性功能紊乱,严重时会出现肝硬化、肾硬化、心肌炎等,身体各个器官的功能都在恶化及衰竭。

最让身边的亲人难以接受的,是酒依赖患者长期饮酒引起的幻觉及妄想状态。幻觉一般在突然停止饮酒或减少酒量之后48 h内发生。患者通常会凭空看见各种小动物或人物,或者凭空听见有人在侮辱、诽谤、辱骂自己。而因为长期饮酒对神经系统的毒性作用及对身体其他各系统的损伤,患者还会在意识清晰状态下出现各种妄想。如伴有乙醇引起的性功能下降时,会更易出现嫉妒妄想,怀疑配偶外遇,一点蛛丝马迹就坚信配偶出轨;如因为经常出现胃部不适,抵抗力下降,不停生病,而更易出现被害妄想,坚信家人给自己饭菜下毒,针对自己等。当患者受这些妄想的支配时,可能会出现严重的攻击、凶杀等行为。

五、理解和应对

酒依赖是长期反复饮酒而引起对酒渴求的一种心理状态,是一种社会偏常行为,也是成瘾行为。对酒依赖的认识问题历来有很多争议,人们对其的态度经历了如下两大过程:首先,早期历史上的认识认为酒依赖是由于个人道德水平低下、意志力薄弱所致,应该加以惩罚。如"酒色一家",昏庸君主沉溺酒色亡国,不肖子孙贪酒丧志等,传统的思维定式把酒依赖和各种反面形象紧密联系在一起。后来,主要从科学上寻找病因,采用科学解释,提出科学处理手段,进一步认为酒依赖是一种综合问题,应该采取综合治理的态度。现代社会,国际医学界已经将酒依赖定义为一种"慢性复发性脑病",要求对酒依赖者提供治疗康复措施。

我们"理解"酒依赖患者,指的并不是一味地指责和责怪他的饮酒方式或习惯,而是学习从科学及医学的角度去看待乙醇对人的影响,鼓励酒依赖患者在医生的帮助下接受正规的戒酒治疗,并在戒酒成功后加强与患者的沟通,激励及陪伴患者回归社会,参加社交活动,激发保持长期戒酒的愿望,促进职业康复。

当我们一旦发现身边的亲人或朋友出现酒依赖的各种表现时,除了轻症(饮酒5年以下)患者以外,均应该建议并陪伴他至专科医院住院采用综合性治疗。尤其是伴有幻觉及妄想的患者,即使他拒绝住院,也需强制戒酒治疗。

在住院期间,也首先应该保证断绝酒的来源。一般轻者可一次性戒酒;重者可用递减法逐渐戒酒,以避免出现严重的戒断症状危及生命。在戒酒过程中,特别是在戒酒开始的第1周,应密切观察与监护,注意患者的生命体征、意识状态等。做好支持及对症治疗,补充患者所需的大量维生素,尤其是酒依赖患者最易缺乏的B族维生素,还有维持生命内环境稳定的各种微量元素、电解质,以及蛋白质和能量。对于存在失眠、抑郁或幻觉妄想的患者,还需要使用相应的精神科药物治疗。这些治疗措施,只有在医院密切监测的条件下才能完成。

当戒酒治疗结束,患者回归社会后,为避免复发,应采用康复治疗,如改善环境,参加各种社会活动,激发保持长期戒酒的愿望,促进职业康复。参加各种形式的戒酒组织和戒酒协会,为他人提供帮助,从中找回以往只能在饮酒中才能体会到的自尊和自信。每一个戒酒者坚持参加戒酒组织两年,有利于保持长期戒酒。

酒依赖患者倾向于家族聚集性,所以,预防是减少酒依赖患者最有效最经济的途径。加强乙醇对人体损害的宣传,提倡文明饮酒和以饮料代酒。严禁未成年人饮酒。提倡生产低度酒,打击非法造酒和生产劣酒、假酒等违法行为。尽早戒酒,防止酒依赖发生。

第四节 精神分裂症

一、典型案例

患者男,29岁,汉族,大学本科毕业,教师,工作5年,已婚,无子女。自幼个性开朗、好交游。人际关系良好,从小学到大学毕业,学习成绩较好,与同学和老师相处融洽,与父母的关系也较好。因工作压力大,在职称考核中受到了挫折,最近一年家人发现他性格有所改变,变得不愿和人交往,回家后就躲在自己的房间内不出来,一个人发呆,和朋友之间的联系越来越少,甚至与父母、妻子的关系也明显疏远,不关心家人,对家人态度较凶狠,生活上较懒散,变得很邋遢,早晨起床后不刷牙,不梳头,10多天才洗一次澡,而且还要家人督促。不遵守劳动纪律,经常无故不去学校授课,渐渐出现一些怪异的行为,对着镜子傻笑,自言自语,言语凌乱,词不达意,有时对空谩骂,家人问他时,称听见有声音在骂他,有熟悉的声音,也有陌生的声音,故要回击。对周围人有敌意,看见邻居在聊天就会认为是在议论他,甚至认为陌生人也在议论他。在家要把窗帘都拉上,不敢打电话,认为被监视、监听了,外出时认为路上行人、车辆是在监视他,总认为有人要故意害他,并带刀防身,最后发展到连家人都不信任,不敢吃家人做的饭,认为被下了"药",认为妻子不是原来的妻子了,而是被另外一个长得一模一样的人代替了,感到很紧张,多次要拿刀报复"议论"他的人。被家人送到医院后,不承认自己有病。

二、基本概况

患者患的是精神分裂症。精神分裂症是一组病因未明的重性精神病,多在青壮年缓慢起病,往往表现为症状各异的综合征,涉及感知觉、思维、情感和行为等多方面的障碍以及精神活动的不协调。患者一般意识清楚,智能基本正常,但也有部分患者在疾病过程中会出现认知功能的损害。病程一般迁延,呈反复发作、加重或恶化,部分患者最终出现衰退和精神残疾,但有的患者经过治疗后可保持痊愈或基本痊愈状态。精神分裂症遍布全世界——任何种族,任何文化背景,任何社会阶层,没有人可能完全避免。影响约1%的全世界人口,通常起病于青春期或成年早期。男性起病平均年龄小于女性。据世界卫生组织称,精神分裂症是世界第四致残疾患,美国精神分裂症的财务费用超过所有癌症的总和。本病因发病早、病程迁延且导致严重残疾,故直接费用(包括住院费和药品)很高。间接费用也很昂贵,包括患者所丧失的生产力;提供照顾、帮助的患者亲属,其所失去的工作机会的价值;卫生和社会服务提供援助的费用;刑事司法系统治理犯罪行为的费用。

三、原因剖析

目前精神分裂症病因尚不明确,近百年来的研究结果也仅发现一些可能的致病因素,遗传和环境共同起作用导致了精神分裂症的发生已被大家所共识。精神分裂症发病的危险因素包括生物学因素和社会环境因素。生物学因素包括遗传因素、神经免疫内分泌因素。社会环境因素包括发病前的个性特征、环境因素、社会文化因素、心理应激等。精神分裂症发病是生物学和社会环境因素综合作用的结果。

(一)生物学因素

(1)遗传 遗传因素是精神分裂症最可能的一种素质因素。国内家系调查资料表明,精神分裂症患者亲属中的患病率比一般居民高6.2倍,血缘关系愈近,患病率也愈高。双生子研究表明,遗传信息几乎相同的单卵双生子的同病率远较遗传信息不完全相同的双卵双生子为高,综合近年来11项研究资料:单卵双生子同病率(56.7%),是双卵双生子同病率(12.7%)的4.5倍,是一般人口患病率的35~60倍。说明遗传因素在本病发生中具有重要作用,寄养子研究也证明,遗传因素是本症发病的主要因素,而环境因素的重要性较小。以往的研究证明,疾病并不按类型进行遗传,目前认为多基因遗传方式的可能性最大,也有人认为是常染色体单基因遗传或多源性遗传。Shields发现病情愈轻,病因愈复杂,愈属多源性遗传。高发家系的前瞻性研究与分子遗传的研究相结合,可能阐明一些问题。国内有报道用人类原癌基因Ha-ras-1为探针,对精神病患者基因组进行限制性片段长度多态性的分析,结果提示11号染色体上可能存在着精神分裂症与双相情感性精神病有关的DNA序列。

(2)性格特征 约40%患者的病前性格具有孤僻、冷淡、敏感、多疑、富于幻想等特征,即内向性性格。

(3)其他 精神分裂症发病与年龄有一定的关系,多发生于青壮年,约1/2的患者于20~30岁发病。发病年龄与临床类型有关,偏执型发病较晚,有资料提示偏执型平均发病年龄为35岁,其他型为23岁。80年代国内12地区调查资料:女性总患病率(7.07%)与时点患病率(5.91%)明显高于男性(4.33%与3.68%)。Kretschmer在描述性格与精神分裂症关系时指出:61%的患者为瘦长型和运动家型,12.8%为肥胖型,11.3%为发育不良型。

在躯体疾病或分娩之后发生精神分裂症是很常见的现象,可能是心理性生理性应激的非特异性影响。部分患者在脑外伤后或感染性疾病后发病;有报告在精神分裂症患者的脑脊液中发现病毒性物质;月经期内病情加重等躯体因素都可能是诱发因素,但在精神分裂症发病机理中的价值有待进一步证实。

(二)心理社会因素

(1)环境因素　① 家庭中父母的性格、言行、举止和教育方式(如放纵、溺爱、过严)等都会影响子女的心身健康或导致个性偏离常态。② 家庭成员间的关系及其精神交流的紊乱。③ 生活不安定、居住拥挤、职业不固定、人际关系不良、噪音干扰、环境污染等均对发病有一定作用。农村精神分裂症发病率明显低于城市。

(2)心理因素　一般认为生活事件可诱发精神分裂症。诸如失学、失恋、学习紧张、家庭纠纷、夫妻不和、意外事故等均对发病有一定影响,但这些事件的性质均无特殊性。因此,心理因素也仅属诱发因素。

四、常见症状

精神分裂症的临床表现错综复杂,除意识障碍、智能障碍不常见外,可出现各种精神症状。

(1)前趋期症状　注意减退、动力和动机下降、精力缺乏、精神病性症状、睡眠障碍、焦虑、社交退缩、猜疑、角色功能受损和易激惹等。

(2)思维障碍　① 思维形式障碍:又称联想障碍。主要表现为思维联想过程缺乏连贯性和逻辑性。如思维散漫、思维破裂、病理性象征性思维、逻辑倒错性思维、诡辩症、内向性思维、矛盾思维、思维中断、思维被夺、思维云集或强制性思维、思维插入、思维贫乏;② 思维逻辑障碍:病理性象征思维,诡辩症。

(3)感知障碍　主要表现为幻觉,以言语性幻听最为常见。还有幻视、幻触、幻嗅、幻味、内脏幻觉等。

(4)情感障碍　情感迟钝或平淡。

(5)意志与行为障碍　表现为活动减少,离群独处,行为被动,缺乏应有的积极性和主动性,对工作和学习兴趣减退,不关心前途,对将来没有明确打算,某些患者可能有一些计划和打算,但很少执行。

五、病程

精神分裂症病程可分为:

(1)前驱期　可长可短,大多数患者发病隐蔽,不为亲人注意。主要表现为个性改变。

(2) 活动期　精神病性症状如幻觉或妄想明显,容易引起家人注意,并被送院治疗。

(3) 残留期　精神病性症状经治疗后或自发缓解,遗留一些阴性症状,情感平淡和社会功能损害明显。

(4) 急性恶化期　慢性残留期患者反复出现症状加重,称为急性加重期或恶化期。

(5) 复发　复发指患者前一次发病已完全缓解2个月以上后,精神病性症状又重新出现。

六、治疗及预后

一旦确定精神分裂症的诊断,即需开始药物治疗。

大约1/5的精神分裂症患者发作一次缓解后终生不发作;1/3的患者反复发作但不加重或轻微加重;1/3的患者每次发作就加重一次,病情恶化。

首次发作的精神分裂症患者中,75%可以达到临床治愈,但反复发作或不断恶化的概率较高,是否进行系统抗精神病药治疗是关键因素之一。有研究表明,首次发作的精神分裂症患者,5年内的复发率超过80%,中断药物治疗者的复发风险是持续药物治疗者的5倍。有近50%的患者曾试图自杀,至少10%的患者最终死于自杀。

一般而言,起病年龄晚,急性起病,发作短暂,阳性症状为主或伴明显的情感症状,病前人格正常,病前社交与适应能力良好,病情发作与心因关系密切,家族中无典型精神分裂症患者,已婚以及家庭关系和睦的患者预后较好。通常女性的预后要好于男性。

七、精神分裂症的治疗目标

随着社会的进步发展,对精神分裂症的治疗要求不断提高,20世纪50—60年代仅仅只是尽量控制患者的攻击性和自伤行为,而今要求对患者进行全病程治疗,不断提高患者的社会功能和生活质量,促进患者回归社会。

对具体患者而言,治疗目标又因疾病病程急性期、恢复期(巩固期)、维持期(康复期)而有所不同:

(1) 急性期　缓解精神分裂症的主要症状;为恢复社会功能、回归社会做准备;将药物治疗带来的不良反应降到最低的程度,防止严重药物不良反应的发生,如粒细胞缺乏症、恶性综合征、抗胆碱能意识障碍等。

(2) 恢复期(巩固期)　防止症状反复;促进恢复社会功能,回归社会;控制和预防长期用药带来的常见药物不良反应的发生,如迟发性运动障碍、体质量增加、糖代谢异常、闭经、溢乳、心肝肾功能损害等。

(3)维持期(康复期) 预防复发或恶化;提高药物维持治疗的依从性;恢复社会功能,回归社会。

精神分裂症是在易感素质和环境中的不良影响、生活中的应激因素相互作用下发生的,心理应激在引起疾病的复发中的作用尤为明显。因此在治疗过程中,要了解与发病有关的生活和工作中的应激,了解患者在病情好转阶段对疾病的态度、顾虑,协助患者解除家庭、生活中的急慢性应激,并给予支持性的心理治疗。

心理社会康复在住院条件下应予以重视:重视患者在住院时的社会生活,开展有组织的文娱、工作活动,关心患者和社会、家庭的联系等。患者返回社会前应重视对慢性精神分裂症患者日常生活能力和社交能力的训练,对患者的家庭进行心理教育,以提高患者的应对技能,改善患者家庭环境中的人际关系。

(1)对于患者来说,一个良好的家庭气氛是非常重要的。在患者的周围生活要尽自己最大的努力带给他正能量,一定要尊重患者,不能太过随意,也不可以太过要求细致,同时要鼓励患者,步入正常的生活当中,从而使得患者重拾自信。这也是精神分裂症康复过程中,患者家属应该做到的,这对于患者预后的影响也是巨大的。

(2)患者自己一定要养成一个好的生活习惯,合理地安排平日的工作和生活,还要注意个人卫生,适当的身体锻炼也是需要的,努力增强体质,通过增强自身的体质,来达到预防和缓解症状的目的是很重要的。

(3)必须要在医生的指导下,及时有效地控制住患者的病情,要监督患者,每天按时按量服用药物,按时、按量服药是精神分裂症康复的重要保证。若发现有症状复发的征兆,应该及时送往医院治疗。

(4)精神分裂症患者一般都不很合群,所以,要注意患者的生活自理和社会适应能力,同时依患者疾病康复情况,安排患者适当的家庭劳动,并且要使患者多接触社会,锻炼社会适应能力。通过对患者心理的调节,来改善和缓解精神分裂症的症状。

目前精神分裂症的发病原因及发病机制尚未明确,因此一级预防难以实施,预防重点应放在早期发现、早期治疗和预防复发上。在群众中普及精神病防治知识,消除对精神病患者歧视、不正确的看法,使患者能及早发现和早期得到治疗,在返回社会后,要动员家庭和社会力量,为患者康复创造条件,在家庭的支持下,提高患者的社会适应能力,减少心理应激,坚持服药,避免复发,减轻残疾。遗传素质是精神分裂症发生的因素之一,建议处于生育年龄的患者,在精神分裂症状明显时,不宜生育子女。如果双方均患有精神分裂症,建议避免生育。

第五节 理解抑郁

一、典型案例

患者女,27岁,汉族,大学本科毕业,公司职员,工龄3年,未婚。患者自幼生长发育正常,躯体健康。独生子女。父亲是公务员,常出差,疏于对她的管教。母亲是护士,工作繁忙,对女儿的生活非常照顾但也很严厉,母女间能够进行有效的沟通,女儿对母亲比较依恋。性格温和、善良、开朗活泼,人际关系良好。适龄入学,从小学到大学毕业,学习成绩一直中等,与同学和老师相处融洽,有自己的朋友圈。在父母眼中是一个听话的好孩子,品德优良。

在大学一年级的时候与同班的一个男同学相爱,大学四年期间两人相处很好,深爱男友,对男友非常依赖。男友对其关怀备至,细心体贴,做过很多让其感动的事情,许多情节她至今历历在目。大学毕业时由于男友家长的坚决反对而分手,男友家长提出的分手理由:她长得不够好看,家庭条件一般。男友提出分手后,她一直不相信这是真的,曾经是那么深爱的人却要离她而去,虽然这不是男友的本意。近一年来,渐渐对生活的兴趣明显下降,不愿与人交往。认为自己无能,长得不够漂亮,什么都不是,配不上男友。大学毕业后能够适应胜任工作,现在感觉难以胜任工作。不与同事交往,封闭自己,下班后就把自己关在家里,不去逛街不去购物,不与同事和朋友聚会。心情低沉,对什么都没有兴趣,总感觉没有力气,特别疲乏。至今对前男友念念不忘,经常照镜子看自己的容颜,认为前男友说得对,自己不够好看,到网络寻找有关美容整形的信息和资料,并对家人说要去整形,自认为整形后变得好看了,就能挽回前男友的心及取得其家长的同意。经常自责,觉得自己不是个好女儿,拖累了父母,常有一些轻生的想法,觉得自己什么都不是,自己不够优秀,如果自己足够好就不会失去前男友。曾有一次割腕的自伤行为,所幸未造成重大后果,家人规劝下看专业医生求助。

二、基本概况

患者罹患的是抑郁症。抑郁症被称为精神病学中的"感冒"。大约有12%的人在他们的一生中的某个时期都曾经历过相当严重并且需要治疗的抑郁症,尽管他们的大部分抑郁症发作不经治疗也能在 3~6 个月期间结束,但这并不意味着当你感到抑郁时可以不用管它。

我们现在说的"抑郁症"其实指的是一大类心理障碍,我们把它们统称为"情绪障碍",主要有:重性抑郁症和慢性抑郁症。包括以前常说的抑郁性神经症、反应性抑郁、产后抑郁症、季节性抑郁症、更年期抑郁症,等等。狭义上的抑郁症是指重性抑郁症。可以这么说,抑郁症通常指的是情绪障碍,是一种与自己的境遇不相称的以心境低落为主要特征的综合征。这种障碍可能从情绪的轻度不佳到严重的抑郁,它有别于正常的情绪低落。

抑郁障碍是一种常见的疾病。世界上每 5~6 人就有 1 位已患、正患或将患抑郁症。任何时间、任何地点,每 20 人就有 1 位患临床抑郁症,女性患抑郁障碍的可能性比男性高 2 倍。药物和酒精滥用更多见于男性,可能掩盖了抑郁障碍。

三、原因剖析

在我们的日常生活中,总会充满了大大小小的不如意、挫折和失败,有些人会经历失业、离婚、重病、失去心爱的人;有些人怀才不遇,郁郁不得志;有些人只能成功、更好,不能平淡和不好;还有其他各种各样的痛苦。常常我们最梦寐以求的东西,它再也不存在了;常常我们最心爱的人,再也无法回到我们身边。每当这些事件、这种时刻来临的时候,我们都会体验并沉浸在悲伤、痛苦,甚至绝望之中。应该说,这种抑郁和悲伤,是我们必须接受和承受的,是正常的、短暂的,有的甚至有利于我们的进步和成长。

但是,有些人的抑郁却无法归因于十分明确、合理的外部事件;另外有些人,虽然在他们的生活中发生了一些不利的生活事件,但绝不是简单的生活事件所致的悲伤。他们的抑郁持续得很久,远远超过了一般人对这些事件情绪反应的程度和持续时间,而且抑郁会日趋加重恶化,严重地影响了工作、生活、学习和人际交往。那么,我们临床医学就会综合各种信息判断他们很可能患上了当今世界第一大精神心理疾病——抑郁症。

抑郁症与其他医学疾病一样(如高血压或溃疡),有数个因素参与抑郁障碍的发病。包括躯体化学物质的不平衡性、遗传或家族倾向性。抑郁障碍不是老年人的专利,抑郁障碍不是由于过度工作而虚弱的结果。

四、评估诊断

有些人在经历失业、离婚、重病、失去心爱的人等重大创伤的时候,会感到末日来临。在生活中似乎充满了无助和绝望,常常感到:悲哀、无助、绝望、孤单、不幸、垂头丧气、无价值、丢脸、惭愧、闷闷不乐、羞愧……他们的抑郁心情随时间的不同而不同。即使是在一天的时间里也会有所变化。一般来说，在早晨最明显，往往觉得几乎没有力量从床上起来，随着一天的推移，情绪会慢慢好转一些，晚上的心情相对较好。几乎和抑郁一样普遍的表现是兴趣的消失：往往体会不到生活的乐趣。过去感兴趣的事物，喜欢参加的活动，现在一点也引不起他们的兴趣。兴趣的丧失往往是从某一些活动开始的，比如工作。但是，随着抑郁症状的发展，慢慢病人对几乎所有东西都失去了兴趣。

抑郁症不是弱点缺陷，任何人都可患抑郁症，包括那些生活完满的人。他们会无端地自罪、自责，夸大自己的缺点，缩小自己的优点，表现了一种认知上的不合逻辑和不切实际。他们的自我评价总是消极的，眼中的自己、世界和未来，都蒙上了一层厚厚的灰色。一旦有挫折发生，就会把全部责任归咎于他们自己。某些极度抑郁的患者，甚至相信他们应该为世上的不公正和不平等现象负责，应该为自己的"罪恶"而受到惩罚。

我们不同的人有不同的动机水平。大多数人，都能够做到早晨按时起床，按时去工作或上学，能够积极寻找各种方法来娱乐我们自己以及他人。但是，对抑郁症患者来说，不要说积极寻找各种方法来娱乐自己，要开始做任何事情都是一件极其困难的事，往往做任何事情都缺乏动力，需要作巨大的自我斗争。严重的抑郁症病人，每天会披头散发躺在床上一动不动，终日茶饭不思，眉间紧锁，寡言少语，甚至以泪洗面。即使他们有所动作，动作也明显缓慢。通常是抑郁症使病人难以继续有效地工作。随着抑郁症状的发展，一切生物的、心理的快感都消失殆尽。他们的胃口常常不佳，即使是平时爱吃的人，美味佳肴也勾不起他们的食欲，常常会变得消瘦。睡眠也出现各种问题，晚上难入睡、早上又早早就醒了，即使睡着了，睡眠的质量也很差。胃口不佳，睡眠不好，渐渐病人就会变得虚弱、疲劳。他们（她们）的性生活也会受到影响，男性的勃起障碍和女性的性冷淡都是常见的现象。

五、理解和应对

假如你认为你或你的亲友可能患有抑郁障碍，你（或他们）应和专业医师联系。帮助决定你或你的亲友是否患有抑郁障碍，并能为你或你的亲友提供有效的专业的帮助。

理解抑郁症病人不能改善他们的感觉和行为，除非治疗开始起效。他们不是"懒惰""愚笨""不努力"或"不愿自助"，不要向他们施压；当他们感到好转时，他们将开始恢复他们的正常职责，并参与他们曾喜欢的活动。

假如你正患临床抑郁症，首先是要看专业医师并遵从医嘱的治疗。你将能够更好地帮助自己,并感到好转,当药物治疗有效时,你也能努力对别人谈及你自己的问题,或花些时间和你的密友或家属在一起,也许不愿见每个人,但是假如你不逃避这些,你将感到更好些;努力减少刺激性食物的摄入量,如酒、咖啡、茶和一些含咖啡因的苏打饮料,因为它们能使你感到更多的焦虑;尽可能避免应激性的场景;放松你自己,不要对你自己作出极端判断。你正患有医学疾病,一旦这种疾病有效地得到治疗,你将感到行动恢复如常。想得到关于抑郁症更多的信息,与你的医生联系,也有一些书籍可帮助你更好地了解该病。

当临床抑郁症相当严重时,医生常给予抗抑郁药治疗。抗抑郁剂是医师处方的药物,用来减轻临床抑郁症的症状,它们不同于镇静剂和催眠药,镇静、催眠药不能治疗临床抑郁。抗抑郁剂不会产生依赖,病人不会对抗抑郁剂成瘾,当医生和病人决定终止治疗时,能容易(但要缓慢)撤药。像其他任何药物一样,抗抑郁剂可能产生一些副反应,不同抗抑郁剂,副反应不同,副反应也因人而异,但是,通常不会对病人的健康构成严重的问题。医生在给予药物治疗之前会告知病人这些副作用。任何抗抑郁剂在治疗的前1—2周不会产生明显疗效。因此在这期间需要耐心,假如你在1个月内未觉好转,医生可增加服药物的剂量,增加其他药物,或换用其他药物。当明显好转时,重要的是维持服药,否则,有反复的危险,医师将告诫病人何时停用药物。对重性抑郁发作而言,药物通常是最快的好转方式。当抑郁症轻微或康复时,与专业的医师交谈,进行专业的心理治疗是非常有益的,并且将加速康复过程。

第六节　识别和正视焦虑

一、典型案例

患者男,35岁,汉族,大专毕业,个体,毕业后在私营企业打工,后与合伙人一起开公司经营。已婚,妻子也在公司承担部分业务,夫妻关系一般,有一女儿上幼儿园。自幼生长发育正常,无重大疾病史。其父亲是教师,成长过程中对患者严厉管教,母亲是家庭主妇,对其宽容耐心,非常宠爱。患者个性内向,急躁,交际圈不广,但人际关系好。适龄上学,学习成绩处于中等水平,与同学老师关系好,规矩守纪,但每次大考都发挥不好,中考高考均未考好。患者回忆在学校上学时,经常在考试前会有睡眠不好的状态,到大考则经常发挥失常。

最近两年,患者的公司经营不顺,加之一合伙人退出,造成经济上的压力,母亲又有糖尿病、冠心病,近两年身体不佳,谢某逐渐出现失眠,入睡困难,躺在床上一闭眼就反复思虑近期公司的事情、生活上的压力,常在床上辗转反侧两三个小时才能入睡,白天精神不好,一年前在公司办公室准备组织职员开会前,突然发作胸闷气短,心悸不适,浑身大汗,乏力,全身瘫软在办公室座椅。当时觉得自己快不行了,同事立即呼急诊去医院,医院检查抽血查大生化、血常规,做心电图、头颅 CT,监测生命体征均未见异常,约 30 min 症状缓解,经急诊留观一夜便回家休息。当时并未引起重视,之后在一月中发作 3 次,有一次去医院,还没到医院症状就消失了,最近两次发作均在家中休息,约 20 min 缓解。患者平日待症状缓解又坚持恢复在公司工作,需要妻子陪伴出门。经常有心慌感,有时全身发抖,坐立不安。人多的地方比如商场、地铁、火车站明显,莫名的恐惧担心,总觉得有不好的事情要发生,例如家人会重病病故、公司倒闭,想到这些便心烦意乱,并且出现胃部饱胀感,尿频,去医院检查胃镜、小便、腹部及泌尿系超声、24 h 动态心电图、心脏彩超都没有发现明显异常。近 3 个月症状逐渐加重,影响工作上的决策,担心自己的决策会影响公司命运,常拿不定主意,犹豫徘徊,将大多数事物交给妻子及其他同事打理,在家休息又觉得不适,担心公司上下事务。在心内科医师介绍下前往专科医院医学心理科求助。

二、基本概况

患者患有典型的广泛性焦虑障碍伴有惊恐发作。广泛性焦虑障碍又称广泛性焦虑症,是最常见的精神障碍,惊恐发作又称急性焦虑发作,属于焦虑症的一种发作形式。WHO 对全球精神卫生调查发现,人群中焦虑症的终身患病率为 13.6%~28.8%,国内多省市的调查数据显示居民焦虑症患病率为 5%~8%。焦虑症起病早,多数在 35 岁以前起病,且女性多见,女性患抑郁障碍的可能性比男性高 2 倍。

焦虑症是一组疾病,包括广泛性焦虑症、惊恐障碍、特定恐惧症、广场恐惧症、社交恐惧症。广泛性焦虑症是一种以缺乏明确对象和具体内容的提心吊胆、紧张不安为主,并伴有显著的植物神经症状、肌肉紧张及运动性不安。惊恐障碍是一种反复的惊恐发作,发作时表现心悸、出汗、震颤等植物神经症状,伴以强烈的濒死感或失控感,发作间歇担心再次发作,并有回避表现。焦虑症的症状是原发的,继发于躯体疾病、精神活性物质和药物引发的均不能诊断焦虑症。

广泛性焦虑症和惊恐障碍经常同时发生,而且,焦虑症常与其他精神障碍及慢性躯体疾病共病,加重其病情。约 3/4 的焦虑症患者在一生中至少会共病一种其他精神障碍。焦虑症容易与冠心病、糖尿病、高血压等老年慢性病同时出现,加重慢性疾病患者的躯体状况。焦虑症因症状多以躯体症状多发,难以识别,多就诊于综合医院普通内科,专科医院就诊相对较少。

三、原因剖析

社会变革充满挑战和压力,科技日益更新给我们带来丰富的物质生活,却轻视了情感和精神需求,焦虑抑郁情绪随之而来。生活工作学习,与各个年龄段、各种不同分工的人类带来压力、不顺和丧失,都可能成为焦虑症的诱发因素。

从心理学角度讲,焦虑症是以紧张、担心、忧虑、焦急和恐惧、害怕等主观感受为主的情绪反应。焦虑症可以在人遭受挫折或面临压力时出现,也可以是在没有明显的诱因下发生。焦虑总是与精神打击以及即将来临的、可能造成的威胁或危险联系在一起,主观上感到紧张、不愉快,甚至痛苦,难以控制,并经常出现疲劳乏力,头昏头痛,入睡困难,食欲缺乏,思维混乱,犹豫不决,心不在焉,烦躁易怒,甚至出现思维的完整性和逻辑性缺乏,影响生活质量及社会功能。从个人成长经历的精神发育方面看,焦虑症来源于成长经历中的分离丧失和内心的不安全不确定感觉。

焦虑症和其他精神障碍一样,也是疾病的一种,生物学的成因不可忽视。焦虑症可能存在一定的遗传因素,有一定的家族聚集性。脑内某些神经递质如5-羟色胺、γ-氨基丁酸、谷氨酸等的不平衡是焦虑症的生物学基础,在此基础上,药物的研发和临床使用对焦虑症的治疗和转归意义重大。

四、评估诊断

在竞争激烈、快节奏、高效率的社会,有些人出现压力感,紧张担心;人生中不少潜藏的意外和突发事件,会让有些人感觉到恐惧害怕,有的是因为事件本身的灾难性,有的却是源于本身的怯懦和成长过程中的阴影。外在客观的生活事件和内在感受的压力会让有些人出现焦虑,适度的焦虑可以使人变得警觉,充满动力,但是过度的焦虑担忧、紧张恐惧便构成了焦虑症。

焦虑症可以是有对象的恐惧,比如针对人多的地方、密闭的场所、特定的物件或是在人际交往的情况下等;焦虑症也可以是无明确对象的紧张、焦虑、烦恼。经常提心吊胆,似乎即将面临不幸的事件或是已经处于感觉不安全的境地,遇事总想最糟糕的结局,而不思考好的方面。凡事犹豫不决,反复思虑,只要身体空闲下来便开始回想,想到事件的诸多方面诸多细节,明知没有必要却难以自控。过分的警觉,易受惊吓,一点小事便可能引起过分的紧张担心焦虑情绪,情绪容易不稳,容易发脾气动怒。注意力也难以集中,就像热锅上的蚂蚁,无法安静下来,难以静下来专注做手头的事情,比如阅读、工作等。坐立不安,搓手顿足,肌肉惊跳,手足发抖,震颤等表现明显。有些人会出现口干出汗,面色潮红,尿频尿急,胸闷心悸,腹部饱胀,肠鸣音亢进,便稀等一系列植物神经功能亢进表现。有些人变得容易疲劳,没精打采,可能出现共病抑郁症的表现(需要与前面章节的抑郁症相鉴别)。

焦虑症有的呈发作性,如惊恐障碍,有的是持续性,如广泛性焦虑症,恐惧症等。广泛性焦虑症的诊断需要满足6个月的病程,惊恐障碍至少1个月。焦虑症的诊断仍需要排除一些类似表现的躯体疾病,比如常见的甲状腺功能亢进,甲亢常会出现胸闷心悸手抖、情绪不稳易激惹表现,比如高血压、心脏疾病、心律失常等,还有癫痫、嗜铬细胞瘤等。因此,出现症状时应当先去排查躯体疾病,得到恰当及时的处理。

五、理解和应对

焦虑症患者不是"胆小",不是"懦弱",也不是"无事生非""庸人自扰",不是"大惊小怪",理解和正视他们,这是一种疾病,而不是一种常态。鼓励并支持他们,给予他们理解和信任的空间,陪伴在他们身边。

如果你发现你或你的亲人朋友可能患有焦虑症,不要讳疾忌医,应该与专科医师联系尽快就诊。如果你或你的亲人朋友在综合医院排查了躯体疾病,综合医院的医师转介你或你的亲人朋友来专科医院就诊焦虑症,请你不要犹豫,尽快就诊消除症状,恢复心身健康。焦虑症不是"心理上的失败",只要及时的发现与识别,然后以积极的心态和有效方法去应对,就不会对人们造成太大的伤害。

如果你已经感觉过分的焦虑紧张感影响到你,应该就诊专科专业的医师,可以是精神科医师,可以是心理科医师,并遵从医师的医嘱治疗。如果医师认为还不足以诊断焦虑症,你可以通过自行调整,比如增强自信心的训练,减少自卑感,相信自己的能力与潜力,焦虑感会随着自信心增加而减少。你可以试试自我放松,在轻音乐的陪伴下逐渐放松肢身体的肌肉,深呼吸。你也可以进行自我冥想与反省,有些焦虑情绪是我们对某些情绪体验或欲望的压抑,通过自我反省,可以将这种潜意识里的痛苦诉说出来,适度的发泄出来。学会张弛有度,自我懈怠,可以让你思想解负,自然放松。

如果你已经诊断焦虑症,你应该去主动了解一些关于焦虑症的常识,包括焦虑症的常见症状及治疗,食物的摄入,作息的规律,生活节奏的调整。这些可求助于专业的医师的心理咨询来了解和调节。焦虑症的治疗有效的方法包括心理治疗和药物治疗,当然也可以双管齐下。心理治疗对焦虑症的治疗效果明显,但需要在治疗师的指导下,按时程设置来进行,另外行为的治疗对恐惧症有很大帮助,需要你的配合,并及时的完成治疗师布置的"家庭作业"。焦虑症有效的药物主要以抗抑郁药物为主,医师通常会开具抗抑郁药物和抗焦虑药物联合治疗焦虑症状,应当严格遵照医嘱服药,而不是自己减量或者停药。这样容易造成病情的反复或病情加重。

第七节 恐惧症

案例一:患者男,31岁,大学文化,工程师。

"在我身上发生的荒唐可笑的事情。上中学时的某一天晚上,切水果时弄破了手指,血一流出来我就吓坏了,头昏、浑身发冷、四肢无力,连东西都看不清了,还喊不出话,在地板上躺了好一会儿才回复过来,不过还是手脚没力、颤抖。之后,每次一见到血液,不管是自己的还是别人的,就会立刻头晕、恶心、心慌、视力模糊、面色苍白、出冷汗,甚至还晕过去几次。后来,渐渐开始,不敢去医院,怕见到伤口,怕又会看到血,而且还开始害怕见到针头,生病只靠吃药,不敢打针、不敢输液。可是,最近牙疼得厉害,几乎不能进食,医生说是龋齿,需要拔除。可是我因为恐惧,无法接受牙科治疗,去了3次,医生一拿出那些牙科器械,我就开始紧张恐惧、立刻跑出诊室,完全不能进行治疗。"

案例二:患者女,40岁,大专文化,家庭主妇。

"6个月来,我几乎没有出过家门,只有在家时我才感到安全。两年前,在火车站候车准备去外地,突然感到头晕、心慌、呼吸很困难,大脑一片混乱,有点不能控制自己思维的感觉,心中大为恐慌,担心自己会大声尖叫、会发疯,害怕自己会崩溃了,立即打车回家。之后当我外出时就开始紧张,尤其是到一些空旷的地方或者人多的地方,担心在人群聚集的地方难以很快离开、担心出意外找不到可以帮助自己的人、担心自己在公共场所会精神崩溃,恐慌不已,外出时需要有亲人或者朋友的陪同,能不出门就尽量不出门,而且常常要喝一两杯葡萄酒给自己鼓鼓勇气。现在问题越来越严重了,我不仅变得害怕去商场、超市购物,连公共汽车、地铁等交通工具都不敢乘坐,家人或者朋友陪同也不行了,甚至于每当谈论到这些事情时,都会恐惧得发抖,喝葡萄酒也壮不了我的胆了。我知道这种害怕是过分了,是没有必要的,可是我控制不了我的恐慌,现在的我几乎不敢离家。"

案例三:患者女,22岁,大学四年级学生。

"人越多,越感到恐惧。在我初二的时候,有一次坐在前排的男生吃零食,我莫名其妙地咂吧了几下嘴巴,当时我就感到紧张,担心别人会因此认为我是个很馋的女生,羞愧不已。然后开始,在课堂上发言时,也会觉得紧张,心跳加速、面红耳赤、手心出汗,担心自己会说错话,担心老师或者同学会嘲笑我。上了大学以后,越来越不敢当众发言,不敢参加社团活动,其实我的成绩很好,可是我一直没有去竞选学生干部,因为我不敢当着那么多同学和老师的面进行演讲,怕丢脸,我错失了很多的机会。今年大四了,面临着找工作、就业,不可能再像在学校时这样一直躲着不见人。上个月,一个我倾慕已久的单位通知我去面试,因为我在校期间优异的成绩,只要这次面试通过,我就可以直接录取了。可是,面试的时候,我又不由自主地紧张、恐慌,不敢看主考官,喉头发紧,头脑一片空白,词不达意、语不成句,完全不知道自己在说什么,全身都在发抖。结果可想而知,很丢脸,我又搞砸了。"

以上的场景是不是似曾相识？听过？见过？甚至就在我们自己身上,或是周围亲朋好友的身上发生过？恐惧是一种常见的反应,大多数情况下是正常的。但是,当这种恐惧害怕的反应异常强烈并且导致回避行为,损害了我们的正常生活时,就成为一种心理障碍——恐惧症。

恐惧症是以恐惧症状为主要临床表现的一种神经症。患者过分和不合理地惧怕外界某种客观事物或情境,明知这种恐惧反应是过分的或不合理的,但仍然反复出现、难以控制。恐惧发生时常常伴有明显的焦虑和自主神经紊乱的症状,患者极力回避导致恐惧的客观事物或情境,或是带着畏惧去忍受,因而影响其正常生活。

导致恐惧症的发生是多种因素共同作用的结果,包括遗传因素、神经生物学因素及社会心理因素等。某些人由于先天的体质特点或早年生活经历(比如父母的教育、环境的影响及亲身经历等)的影响而较脆弱,然后一些直接的应激事件会造成恐惧的突然发作,继而可能一些长期存在的社会心理因素使得恐惧的发作持续发生,造成恶性循环。

在社交恐惧症的发生发展中,可能的危险因素有童年期的过度保护、忽视或虐待、行为被过分控制或批评、父母婚姻不和、没有学会亲密关系等,对社交有认知扭曲,长期习惯对模糊事件给予负性解释,对负性事件给予灾难性解释,对自我进行持续的负性反思等。

恐惧症患者一般都知道也承认他们的害怕是过分和不合理的。尽管如此,恐惧症却依然持续存在下去,这是由于他们总是高估了所恐惧的情境和事物的危险性,以及随之而来的回避性的反应所致。他们丧失了去体验所恐惧的现实的机会,也妨碍了发展应付恐惧情境的技巧。

恐惧症的核心症状是恐惧焦虑,因恐惧对象的不同通常可分为以下几种:

（1）特定恐惧症　患者对某一特定的物体或情境产生不恰当的恐惧焦虑的各种症状,会因此而产生逃离或回避行为。典型的特定恐惧包括动物,比如蜘蛛、蛇、猫等;某些自然环境,雷电等;血液、注射和损伤;场景及其他,如高处、密闭空间、飞行等。

（2）广场恐惧症　患者害怕离家或独处,害怕处于被困、窘迫或无助的环境,在自认为难以逃离、无法获助的环境中恐惧不安。这些环境包括广场、剧院、商场、车站、人群等公共场所,乘坐公交汽车、火车、地铁等交通工具等。回避这些环境,甚至可能完全不能离家,需要他人陪伴。常常有预期焦虑,在进入恐惧场景数小时前就开始紧张。

（3）社交恐惧症　核心症状是显著而持续地害怕在公众面前可能出现羞辱和尴尬的社交行为,担心别人会嘲笑、负性评价自己,持续紧张或恐惧,因而回避相关的社交场景,甚至会导致自我社会隔离,严重影响患者的个人生活、职业功能和社会关系。如果患者的社交恐惧环境涉及多数社交场合,会引发更多的辍学、失业和未婚,社会功能处于高度致残。

几乎每个人都曾在其生活的某一时刻感到过紧张焦虑,如在应聘、考试或演讲等情形下感到焦虑是普遍的。由于轻度焦虑普遍存在以致被看作是一种正常的现象,而且通常不会引起人们的关注。事实上,某种程度的焦虑在人们从事对注意力、效率和技能有一定要求的活动时是必要的。然而,对某些人而言,紧张、焦虑、恐惧的症状过于严重和持久则会导致他们丧失某些能力。

社交恐惧症的表现形式不仅仅是面对陌生人手足无措,甚至还表现为不能在公众场合打电话、不能在公众场合与人共餐、不能单独和陌生人见面、不能在有人注视下工作等较为极端的行为。在这种恐惧、焦虑的情绪出现时,还常伴有脸红、心慌、颤抖、出汗、呼吸困难等躯体症状。可以尝试用以下的测试量表(Liebowitz 社交焦虑量表)来进行自我测试。

(1) 我怕在重要人物面前讲话。答:(1 2 3 4)

(2) 在人面前脸红我很难受。答:(1 2 3 4)

(3) 聚会及一些社交活动让我害怕。答:(1 2 3 4)

(4) 我常回避和我不认识的人进行交谈。答:(1 2 3 4)

(5) 让别人议论是我勉强的事情。答:(1 2 3 4)

(6) 我回避任何以我为中心的事情。答:(1 2 3 4)

(7) 我害怕当众讲话。答:(1 2 3 4)

(8) 我不能在别人注目下做事。答:(1 2 3 4)

(9) 看见陌生人我就不由自主地发抖、心慌。答:(1 2 3 4)

(10) 我梦见和别人交谈时出丑的窘样。答:(1 2 3 4)

每个问题的分值分别代表:1 从不或很少如此;2 有时如此;3 经常如此;4 总是如此。根据你的情况在上表中圈出相应的分值,累加后便是你的总分。总分越高,社交恐惧的可能性越大。

任何疾病的诊断都有规范的诊断标准,在诊断恐惧症时应该充分评估恐惧对象的界定、恐惧心理的持续时间和心理反应的程度、恐惧心理对心身健康的影响程度等。因此,你是否患有恐惧症、社交恐惧症,得由专业的精神科医生来进行判断。

据统计,平均每10人左右就有1人为社交恐惧症所苦,但就诊者寥寥无几,多数人或独自应对,或默默承受,或运用某种有危险的方法(比如酒精或不良药物等)来减轻症状。许多患者在长期处于人际关系障碍以及社交功能丧失的情况下,并发了酒瘾、毒瘾或抑郁症等精神疾病,自杀企图的频率也高于一般人群。

目前,在世界范围内受到认可的治疗方法,既包括使用药物治疗,比如苯二氮卓类药物、选择性5-羟色胺再摄取抑制剂、三环类抗抑郁剂等;也包括心理治疗,认知行为治疗、动力学心理治疗等。临床研究发现,联合心理治疗和药物治疗是治疗恐惧症的最佳方法。

药物治疗在短期内是有效的,尤其是当恐惧焦虑非常严重或其所处的环境难于开展心理治疗时,可首先考虑使用药物以减轻恐惧焦虑水平。主要是针对发病可能与体内某些化学物质失调相关,运用相应的药物来调节平衡。实施药物治疗时,应该在专业的精神科医生指导下进行,确保及时调整药物剂量,监控可能出现的副作用,在适当的情况下逐渐减少药物,积极开展心理治疗。

行为治疗,尤其是对恐惧环境的系统脱敏疗法或暴露疗法可以消除恐惧对象与恐惧焦虑反应之间的条件性联系,对抗回避反应;环境可以是现实的,随着计算机技术的进步,虚拟现实的脱敏和暴露也开始逐渐运用。

认知行为治疗在调整患者行为的同时,强调对患者不合理认知的调整,效果更好。尤其对社交恐惧症患者,其歪曲的信念和信息处理过程使得症状持续存在,纠正这些歪曲的认知模式是治疗中非常关键的内容。其中包括:理解恐惧发作的本质,学习抵制恐惧发作和焦虑症状的技能,改变对事件或情境作出的与现实不符的消极解释,通过训练以更有益的想法代替无益的或灾难性的想法,等等。这样,就可能缩短恐惧发作的时间,减少其对情绪状态的影响,减轻那些可以累积并导致恐惧发作的预期性焦虑。

对于治疗恐惧症目前公认的有效方法,甚至是唯一的方法,即基于暴露的认知行为治疗,它可以处理无论是内在的还是外在的恐惧对象或情境,在所有的卫生保健策略中是最有效的方法之一。然而,只有很少的治疗师可以为患者提供这种治疗。因此,我们衷心希望这本最新的指导手册可以帮助各地的医生,让他们的患者意识到这个方法,并可以为患者推荐、提供这种治疗。

第八节 疑病症

一、典型案例

患者女,32岁,已婚,个体劳动者。患者自幼体格发育正常,身体健康,是家中的独生女,由于出生时母亲难产,故从小受到来自家庭各方面的关爱。患者出生在一个普通的家庭,因为父亲很疼爱她,因此患者从小很依恋父亲,但父亲的抚养方式比较严格,对她的要求也比较高。患者从小学习成绩一般,高中毕业后自由执业,24岁结婚,婚后夫妻关系和睦,目前育有一女。

5年前,患者爷爷因为患胃癌而去世,此后患者开始出现腹部不舒服,总感觉胃部有一团气流在往上顶,总是要打嗝,容易紧张、焦虑,尿频,每天小便次数明显增多,总担心自己得了非常严重的病,担心自己也会像爷爷一样患癌症,并因此而死去。患者多次前往当地医院消化科看病,做过胃镜、肠镜,甚至全腹CT,检查结果都没有问题。医生向她解释,但患者本人难以接受,坚持认为自己身体有问题。此后患者体验到许多不同的身体症状,并担心自己得了多种疾病。如腰背部酸痛时,担心自己腰椎有问题;肛门有坠胀感,可能是有肠道疾病;尿频可能是尿道疾病;咽喉部有梗阻感,又担心自己得了喉癌。此后的几年里,患者反复到不同的医院、不同的科室看病,每次看病医生都会告诉她没有什么问题,身体很健康,但患者始终无法相信,一直处于紧张、恐惧中,自己感到很痛苦。最后在内科医生建议下,患者前来医学心理科就诊。

二、概况

患者所面临的问题属于典型的疑病症。疑病症在精神医学中属于焦虑障碍的一种,这种疾病最大的特点是焦虑或恐惧自己得了严重的疾病,因此,疑病症的核心问题是焦虑、紧张。焦虑、紧张是任何一个人在日常生活、工作中都能体验到的情绪反应,但疑病症所表现的焦虑与其不同。在疑病症中,个体会全身心地关注身体各种症状,并将这些不舒服错误地解释为某种疾病的预兆。几乎个人任何的躯体不适感觉都会成为其关注的内容,有些患者会关注正常的身体反应,如心跳或者出汗,也有些患者会关注身体的异常反应,如咳嗽,当然还有些患者会抱怨一些不那么明确的征兆,如疼痛、疲倦等。

疑病症另一个重要的特征是所有医生对他们的保证,如检查都是正常的,你很健康,都无法打消患者的疑虑。患者会反复地到不同的医院看病并接受检查,但又不认可检查的结果,总认为之前的检查漏掉了什么,因为他们相信自己确实已经得病。

很长时间以来,疑病症一直被认为在老年人群中更流行,但事实上疑病症在任何成年阶段的流行情况是大致相同的。在一般的就医人群中,疑病症患者的比率达到了2%~7%。男性与女性在患病率上没有明显的差异。疑病症可以在个体一生中的任何时候发作,但是发病年龄绝大多数在20~30岁之间。

三、原因剖析

日常生活中,我们经常会出现身体上的不舒服,或因为生病而去医院看病,寻求医生的帮助,这都是正常现象。但是疑病症患者却与此不同,他们会过分关心自身的健康和身体的任何轻微变化,并做出与实际健康状况不相符的解释,会反反复复地去医院看医生,却始终查不出自己得了什么病。疑病症和其他精神疾病一样,被认为是由生物、社会、心理等多种因素所导致的,包括遗传作用、性格特征、压力性生活事件以及社会、人际的重要影响等。

疑病症患者平常性格多表现为敏感、主观、固执、自我中心、暗示性强,对身体过度地关注,要求完美,稍有不适即表现高度的关注、紧张、恐惧,会主观地分析这些不适感的原因,并反复思考是否患有某种疾病。心理社会因素是疑病症发生的另一个重要因素。这类患者发病前常常在日常生活中会经历一些压力性的生活事件,遭受过较大的挫折或心理创伤,如亲朋好友因某种疾病而去世,婚姻的改变,生活稳定性受到影响,缺乏安全感等均可能成为发病的诱因。此外,还有部分患者由于来自被疾病困扰的家庭,患者会因为生病而得到更多的关心,承担较少的责任,这种因生病而带来的"获益"也会影响疾病的发生。本例中,患者是家中的独生女,从小形成固执、比较自我的性格特征,加上家中爷爷因胃癌而去世成为患者患病的诱因,进而导致患者一系列躯体不适症状的出现。

四、评估与诊断

疑病症患者不会有意地编造躯体症状,他们通常会体验到躯体不舒服,比如胃肠道的疼痛、心跳加快、恶心、胀气等。因此,疑病症患者常常相信自己患了某种严重的疾病或者不治之症,并往往坚信不疑,为此会到处求医,跑过许多医院,找过许多医生,但检查均没有问题,或者有一些小毛病,但与患者本人的感觉不相符;并且还会出现许多无法解释的感觉,如咽喉部感觉被东西堵着,肠子被扭曲,有气体在体内到处乱窜等。

疑病症患者会对自己身体的变化特别关注,身体上任何的微小变化,如心脏跳动的微弱变化、轻微的疼痛等都会引起患者的注意。而这些在正常人看来微不足道的变化,却会让患者不自觉地加以夸大或曲解,成为其患严重疾病的证据,进而使其确信自己患了严重的躯体疾病。患者因此而变得紧张、焦虑,甚至整天惶惶不安,反复要求医生进行检查和治疗,并对检查结果的细微差异十分重视,认为这种差异证实了自己疾病的存在。对于他人的劝说、鼓励往往不会从积极方面理解,反而认为是别人在安慰自己,更证明自己所患疾病很严重。患者因为疑病会到处求医,做了大量不必要甚至是重复的检查,但始终对检查的结果感到不满意,怀疑检查结果是否正确。此外,医生对此的解释和再三保证也无法打消患者生病的想法,反而对医生感到失望,仍会坚信自己患病,并继续到各个医院反复要求检查或治疗。

患者常常由于疑病而感到非常的苦恼,加上由于大部分或全部的注意力都集中在自身健康问题上,患者的学习、工作、日常生活以及人际交往都会受到严重的影响。如果一个人存在以上三方面的情况,那么很有可能他(她)得了疑病症。

五、理解与应对

在了解疑病症相关内容后,需要强调的是,疑病症患者并不是在装病。作为患者,他们确实感觉到了自己所诉说的痛苦,或者真真切切地害怕自己会患了某种严重的疾病。患者会觉得自己的焦虑、恐惧既合情又合理,对于其他人的质疑,他们也非常困惑不解。因此,作为工作人员或家人,我们首先要理解并承认患者的感受。如果我们认为自己或亲朋好友可能患有疑病症,那么首先要联系临床专科医生或心理治疗师,从专业角度以明确是否患有疑病症,并得到专业的帮助。

疑病症的治疗更多地以心理治疗为主,其目的在于让患者逐步了解所患疾病的性质,改变其错误的观念,解除或缓解其心理因素的影响,使患者对自己的身体情况与健康状态有一个正确的评估。对于严重的疑病症患者,临床医生还会给予一定的药物治疗,通过药物能快速地减轻或缓解患者伴发的焦虑、紧张、恐惧的情绪。

除此之外,对于疑病症患者而言,日常的自我调整对于减轻疑病,改善躯体不适感亦十分的重要。常用的方法包括:① 适当运动,消除心理压力。患者可以根据自身状况适当地进行一些户外运动,家属应督促患者积极参加集体活动和一些娱乐活动,或参加体育锻炼,缓解心理压力,使之逐步摆脱疑病观念。应鼓励患者带着自己的不舒服,做自己该做的事情,从而获得自我的价值感,改善自己的焦虑、恐惧。② 培养兴趣,转移注意力。要想使疑病症有所缓解,就应建立一种新的生活方式,发展自己的兴趣爱好,如养花、钓鱼、下棋等,增加交友,加强对未来生活的参与,丰富自己的生活,使自己有事可做,分散对身体健康的高度关注,将疾病抛于脑后,进而消除患者躯体不适,并使其在生活中具有充实感和成就感。③ 调整心态,完善人格。调整心态被公认是最有效的自我治疗疑病症心理疗法。疑病症患者要了解自己的性格对疾病产生的影响,要注意改善自己的性格,以健康的心态面对人际关系、生活和工作。

第九节 强迫症

一、典型案例

患者是一家知名合资银行的高级职员。第一次来找我治疗是在一年半前。当时,他面临硕士研究生毕业论文答辩,他很害怕别的同学写得比他好,导师会对他不满意,怕论文答辩通不过,不能毕业,内心有一种莫名的焦躁,因此很早就为写论文做准备。先是大量的查找资料,可是总觉得找的资料不够多,总感时间紧迫,自觉在头脑一片混乱的情况下草草地把论文写出来了。写完后他一直放心不下,满脑子都在想还有什么地方需要修改、完善,只要一想到必须修改的地方便立刻回到宿舍进行修改,修改过后暂时能放心些,但不久又开始担心是不是还有什么地方写得不够好,如此反复修改,以至于天天晚上无法入睡,半夜想起来就打车回宿舍修改论文。父母见此情景,尽量安慰他,想让其不要那么担心。结果他根本听不进去,随着答辩时间的临近,越来越焦虑,半夜打车回去修改论文的次数也越来越多,最后自觉快要崩溃了,常在家独自失声痛哭。父母这才发现问题的严重性,于是立即带着他到我们南京脑科医院医学心理科求治。

患者自述5年前因面临高考压力自己一度也想看心理医生。高中时他一直是班长,考试排名一直总在前5名。在一次高三阶段考试中可能因为疏忽,漏做了一题,导致排名跌到第10名。老师和父母并没有责怪他,但他却一直耿耿于怀,认为如果不是漏做一题那肯定能考第一。此后他在考试时就特别小心谨慎,做完后要反复检查几遍才放心,之后一直发展到平时做作业也要反复检查几遍,自觉浪费了大量的时间,弄得每天都很晚才睡觉。后来参加了高考,也考上了理想中的南京的重点大学读金融专业。

上大学后,因为学习压力没有高中那么大,反复检查作业这个问题似乎消失了。但不知为什么总是莫名其妙地担心抽屉没锁好,去上课之前要检查几遍才放心,为了避免迟到,他每天都要早早地起床。由于自己知道自己的问题,都在可以控制的范围之内,周围人也只是觉得他特别仔细、认真,也没有特别在意,因此他的大学生活基本上比较顺利。

大学毕业后,他没有像其他同学一样选择就业,而是选择攻读本校的金融专业的硕士研究生。他的导师很有个性,对学生的要求也很严格,这点正是他喜欢的。但读研究生后他发现自己似乎无论怎么努力,总是无法获得导师认可。这对他是一个沉重的打击,他发现之前对导师的看法有些理想化了,导师对研究生严格到几乎挑剔的地步,从来只有批评没有认可,这让他无所适从。在这期间反复检查抽屉有没有锁的现象加重了,后来发展到反复检查门有没有锁好,这些表现招致了同宿舍同学的不满,为此他只好晚上回家住。回家似乎让他感觉放心些,症状又减轻了。

但好景不长,很快就到了要提交毕业论文的时候了,反复检查加重泛化,焦虑烦躁,难以忍受,主动要求看心理医生,希望能得到紧急帮助渡过难关。经过系统的交流沟通评估后,判断他处于"强迫性焦虑状态",予抗焦虑药物治疗后症状明显缓解。最后他顺利地通过了答辩,并且得到了出乎意料的好评,这让他觉得很高兴。

硕士毕业后,由于表现优秀再加上有熟人介绍,他终于进入了自己梦寐以求的知名合资银行工作,这份职业可以说是所有同学当中最好的,这让他觉得很自豪。由于银行对员工各个方面的要求都很严格,而且经常要考核、采取末位淘汰,这让他有些反感,认为不够人性化。另外他还发现山外有山,人外有人,虽然很努力想把工作做好,但总觉得其他人比他更优秀。这让他很不安,又不愿认输,于是更加努力工作。在这种情况下,虽然自己又开始服用抗焦虑药,但反复检查的问题频繁出现。先是下班之前反复检查抽屉有没有锁好,然后是反复检查电脑密码设好没有,之后又是检查丢到垃圾筒里面的废纸上会不会透露商业秘密。他自己明白这是一种病态的症状,越是想在同事面前隐瞒这些症状,内心就越不安,越无法控制地反复检查。周围的同事觉得他有些奇怪,碍于情面不好意思问他,无形中自己觉得同事们似乎在渐渐疏远他。这又让他觉得快要崩溃了,无奈之下只能再次求助于专业的心理医生。为了未来也为了尽快治好,他主动请假休息要求住院进行综合治疗,更希望进行系统的心理治疗一劳永逸地解决强迫障碍。但住院治疗就意味着单位会知道这件事情,他挣扎了很久,最后跟医师商量:如果单位要了解他的病情,医师不要直接答复而是让他们向他的父母了解,得到同意之后他才放心住院。

住入心理科病区期间,他还是一直担心抽屉没关好或是电脑密码没设好,开始担心病床或床单清洗不干净,蘸上其他病人的血液,从而感染疾病,因此每天都要仔细地将床单和病床检查几遍,看到一点点暗红色的印迹便紧张不已,一定要求护士重新换过才安心。通过住院综合治疗后,他反复检查的行为似乎"收敛"了很多。1个月后,病假时间到了,他面临着要不要回去上班要不要辞职的两难选择。由于住院期间症状似乎缓解了很多,他决定回单位试试看。回到单位后症状时隐时现,自我调控能力增强,工作生活正常至今。一直门诊继续定期接受心理治疗。

二、基本概况

强迫症是以强迫症状为主要临床表现的一类神经症。其特点是有意识地自我强迫和反强迫并存,两者强烈冲突使病人感到焦虑和痛苦;病人体验到观念和冲动系来源于自我,但违反自己的意愿,需极力抵抗,但无法控制;病人也意识到强迫症状的异常性,但无法摆脱。病程迁延者可表现仪式动作为主而精神痛苦减轻,但社会功能严重受损。

此病平均发病年龄为20岁左右,患病率为0.03%(中国,1982),国外有资料显示,估计普通人群患病率为0.05%(Nemiah,1985)。男女患病率相近。

部分患者能在1年内缓解。病情超过1年者通常是持续波动的病程,可达数年。症状严重或伴有强迫人格特征及持续遭遇较多生活事件的患者预后较差。

主要分类:

(1)强迫思维 强迫观念、强迫性怀疑、强迫性穷思竭虑、强迫性对立观念、强迫性回忆或表象、担心失控等。

(2)强迫行为 屈从性:源于强迫性观念,强迫检查、强迫核对,强迫性洗手、洗涤。对抗性:强迫计数和念无关词句,强迫性仪式动作。

强迫症在精神科患者中占0.1%~0.46%,在一般人口中约占0.05%。该病多在25岁以前发病,女略多于男。

强迫洗涤者约占50%,其中女性占70%;强迫检查者约占25%,男性占70%;无强迫行为约占25%。

三、原因剖析

（1）遗传。

（2）生化　有不少证据支持强迫症患者有 5 – HT 功能异常。多巴胺和胆碱能系统可能也参与了部分强迫症病人的发病。

（3）脑病理学　现代脑影像学研究发现，强迫症患者可能存在涉及额叶和基底节的神经回路的异常。

（4）心理学理论　行为主义理论认为强迫症是一种对特定情境的习惯性反应。强迫行为和强迫性仪式动作被认为是减轻焦虑的手段，由于这种动作仅能暂时的减轻焦虑，从而导致了重复的仪式行为的发生。

此外，生活事件和个体的人格特征（强迫型人格）在疾病的发生中也起了一定的作用。

四、评估诊断

（1）符合神经症的诊断标准，并以强迫症状为主，至少有下列 1 项：① 以强迫思想为主，包括强迫观念、回忆或表象，强迫性对立观念、穷思竭虑、害怕失去自控能力等；② 以强迫行为（动作）为主，包括反复洗涤、核对、检查，或询问等；③ 上述的混合形式。

（2）病人称强迫症状起源于自己内心，不是被别人或外界影响强加的。

（3）强迫症状反复出现，病人认为没有意义，并感到不快，甚至痛苦，因此试图抵抗，但不能奏效。

（4）社会功能受损。

（5）符合症状标准至少已 3 个月。

（6）排除其他精神障碍继发的强迫症状；排除脑器质性疾病，尤其是基底节病变所继发的强迫症状。

（7）与游戏行为、仪式行为、程序、习惯区别。

与强迫人格区别：因内心深处的不安全感导致优柔寡断、怀疑及过分谨慎；需很早就对所有的活动作出计划并不厌其烦；凡事需反复核对，因对细节的过分注意，以致忽略全局；经常被讨厌的思想或冲动困惑，但未达到强迫症的程度；过分谨慎多虑、过分专注于工作成效而不顾个人消遣及人际关系；刻板和固执，要求别人按其规矩办事；因循守旧、墨守成规，缺乏表达温情的能力。

五、理解和应对

强迫症治疗的基本原则:药物治疗结合心理治疗。药物治疗:如氯丙咪嗪、SSRI 等。慎重选择外科治疗。主要是心理治疗:认知行为治疗、森田治疗。

在上述案例的心理治疗过程中,了解到患者自幼生长发育良好。从上幼儿园开始就不主动结交朋友,但因其学习成绩好且长相斯文,无论到哪里都会有几个人主动与其交朋友,他也乐于接受,但无论关系有多好,他都不会像其他人一样向好朋友透露内心的秘密。除了这些朋友外,他与其他人均能保持一种礼节性的往来,很少跟人起冲突。

他是家中独子。父亲是经过下海经商取得成功的小有名气的公司老总。父亲自幼对他管教严格,父亲信奉的教子原则是"严师出高徒",因此从不像其他的父亲一样宠爱他,而是每一步都帮他设计好,并要求按他的意思来做,而他也每每都能达到父亲的要求,虽然父亲内心对他很满意,但从不表露出来。在他心目中,父亲是一个很难相处的人,再加上父亲工作很忙应酬很多,因此父子之间的沟通很少。大学之前,他都很听父亲的话。母亲则是一个传统的家庭主妇,性格温顺,常常把家里收拾得整整齐齐。对他虽然达不到宠爱的程度,但生活中大部分时间都是围着他转,因此他与母亲的关系很好。上大学后,他逐渐发现自己和其他人的差距,于是内心暗暗发誓要彻底改变自己。想多与人交往,但由于之前内心一直限制自己的交往,这点无法在短时间内改善,因此大学期间依然没有好朋友,也没有谈过恋爱。读研究生后,父母和他才同时发现周围的同龄人都已经到了谈婚论嫁的地步了,于是在父母的努力下,他与同市的一位姑娘开始交往。虽然双方都在银行上班,平时见面的时间不多,但女朋友对他很满意,他虽然对女朋友没有一见钟情的感觉,但也觉得还过得去,因此两人关系一直不错。在他的观念里,婚前性行为是不纯洁的,因此两人一直没有婚前性行为。

在心理治疗过程中,了解到患者因父亲的成功带来的荣耀感以及父亲自幼对他高要求,让他形成了"只有表现优秀才能取悦于人""只能成功不能失败"的观念;父亲的严厉造就了他不敢表达对权威的不同和反对意见的性格。母亲要求整洁、强调秩序的习惯无形中对他有一种潜移默化的影响。形成了自己必须优秀、不能失败的信念,对他人不能信任。在遇到无法应对的情景(如高考、导师的严厉要求、竞争激烈的银行环境)时就无法适应。反复检查给人一种他办事认真的印象,但同时也给人一种他办事效率低的感觉,这从一定程度上缓解了他对于不能应对当前情景的焦虑——并非是我不够优秀,而是我没有足够的时间来更好地完成工作。同时他也用这种由于反复检查的习惯导致不够优秀的问题表达了对权威(父亲、导师、银行的标准)的反抗。

现在,在工作中,只要一离开工作电脑,他就会担心、紧张,自动冒出电脑密码不安全、怕密码被人窃取、怕公司机密被泄露、怕上司批评指责、怕不如别人表现好,心跳加速、手抖、坐立不安,觉得凡事都要安全,千万不能被批评,绝对不能比别人差,为此要反复立即返回重新设密码才心安些,觉得经常改密码就会保证电脑的安全、事情都做好了就能得到上司的认可、被认可就表明我很优秀。这样短期效果能暂时缓解些担心、紧张,但也更验证了重新设密码的重要性,长此以往形成强迫症,影响工作生活和人际关系。自己也知道是不允许出错、要求完美作祟。

患者文化程度高,也无强迫性人格障碍,虽然强迫检查症状反复时间长,家庭因素对其症状有一定的影响,曾经药物应急治疗效果较好,只是在遇到新的困境症状才会反复。我们在心理治疗的初始就治疗目标达成共识:强迫行为减少或消失;对目前工作中的困难处境能合理地解决;对自我人格、核心信念有一定的认识,提高积极应对问题的能力。

心理治疗中,治疗师用认知行为治疗理论和方法向他解释了症状发生、发展、维持及治疗的原理,达成以下共识:

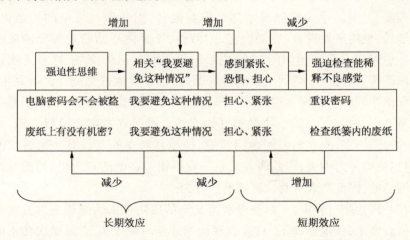

他理解并接受了自己的强迫症状,认识到自己问题的本质,知道了恶性循环导致强迫检查泛化,积极配合着心理治疗。

通过与他一起回顾成长经历,他意识到在父母影响下形成的"必须优秀"的核心信念以及追求完美的性格,也意识到自己对权威的逆反心理。通过自我分析,他承认自己内心其实并不喜欢目前的工作,一是因为各方面都要求严格,就像父亲给他的感觉一样,另一方面自己的能力确实也达不到银行的要求,但自己觉得在知名银行工作会被人仰视,这种矛盾的心理一直存在,无法取舍。强迫症状可能是他处理矛盾冲突心理的一种方式,但这是一种消极的方式,他需要从正面去面对问题,做真实的自我。

患有强迫障碍的人是痛苦的,克服痛苦是人生过程的一部分。接纳、调整、改变、适应,是我们共同的目标。

第十节 失 眠

一、典型案例

患者女,60岁,高中文化,丧偶,退休。患者性格开朗,好交友,喜欢锻炼和看报看电视,做事认真心细,自20多岁参加工作后,因工作遇事常反复思虑,有时1个月会有一两天难以入睡,或者与丈夫家人拌嘴有矛盾后会连续两天睡眠质量不好,表现睡眠浅而梦多,但不需任何治疗很快自我恢复,对工作生活无影响。丈夫10年前去世,孩子提出与她同住,以免她孤单冷清,但患者认为孩子和她距离太近反而会有矛盾,不如分开住,有事互相照应好,婉拒。平时自己参加社区活动,生活自理过得也很自在。

来诊前1年发现"高血压",最高时达150/100 mmHg左右,患者紧张、担心,非常关注血压问题,开始出现睡眠差,入睡困难,晚间躺在床上辗转难眠,经常要到下半夜才能迷糊睡着。经过拜新同、阿司匹林等治疗后,患者血压逐渐恢复正常,基本维持在130/70 mmHg左右,患者也不再担心血压问题,但是睡眠仍然较差,几乎每晚都存在难以入睡的问题,通常都要三四个小时才能勉强睡着,睡眠不深、多梦、容易醒,周围稍微有些动静就会醒,醒后很难再入睡,白天感到很困倦,头脑不清醒,想睡又睡不着。有时连续两天睡眠情况有所改善时,患者感到神清气爽,什么烦恼都没有了。患者自己试过很多方法,比如锻炼、睡前泡脚,甚至口服过一些安神助眠的中药制剂(具体不详)等,但是效果都不太理想,有的三四天有效,很快睡眠情况又不好了。患者为此紧张、担心,提到睡眠问题就心烦,自感深受睡眠困扰,为进一步检查治疗,要求住院。患者发病以来,除了对睡眠的担忧,无持续明显的心情不愉快,个人爱好兴趣仍能保持,日常家务活动和人际交往活动也基本正常,食欲饮食量正常,无明显体质量减轻。

二、基本概况

实际上患者患上的是失眠症。上至总统下至平民,很多人为失眠所困扰,初级保健机构10%~20%的患者主诉有失眠症状,成人有1/3体验到失眠症状,但其中只有10%～15%有白天的功能损害,6%～10%符合失眠症的诊断标准。我们所说的失眠症是睡眠障碍中的一大类。有失眠的症状和符合失眠症的诊断还是有差别的。失眠症女性发病率要高于男性,比例是1.44∶1,据国外最新研究成果提示失眠症经常与躯体疾病和精神障碍共患,40%～50%的患者共患其他精神障碍,生命的各个阶段都可以发生,首发多见于年轻的成人,大多是因为心理因素和身体健康状况导致,少见于儿童和青少年。可以是急性发作,也可以是慢性发作,也可以是反复发作。随访1～7年,慢性率为45%～75%。年轻人更多见入睡困难,中年和老年更多见睡眠保持困难,慢性失眠症患者入睡困难、睡眠维持困难、早醒、多梦症状可以不时变化。儿童和青少年也可出现入睡困难、睡眠保持困难,儿童可以是因为无父母的陪伴不能入睡或缺少规律的上床时间和一致的睡眠时间表,并因这些因素激发和恶化。

三、原因剖析

"日出而耕,日落而眠",虽然不是现代人的生活写照,但也反映了大部分人类的生活规律。每天,当太阳西沉,夜幕降临,万物渐渐进入静寂,每个人不知不觉会有困意、疲倦感,有意无意想躺下来休息。当卧床后,不一会眼皮下沉,脑中思维影像越来越模糊,慢慢进入无意识状态——睡眠。所以说睡眠是我们每天生活的一部分,是人体的基本生理需求之一,在长期的生物进化过程中已经形成了一定的生物节律,对体力和精神的恢复是基本而必需的。

既然睡眠是我们生活的一部分,我们的生活千变万化,睡眠变化也受多种因素的影响,最常见的外界因素如自然界的光线和温度、湿度,在黑暗、温度和湿度适宜的环境人类容易入睡;另外工作节奏、家庭生活的居住环境、家庭成员之间的生活习惯也会影响睡眠。内在因素对我们的睡眠影响也很大,体温变化如发热、内分泌变化特别是女性月经周期的变化、躯体健康状况如慢性疾病、疼痛都会引起失眠;还有我们醒觉时的生理心理活动状态如是否有一定的体力消耗、我们睡眠的作息时间是否规律、头脑中的思虑是否过多也会让睡眠产生变化,如入睡困难、易醒、睡眠浅、梦多。

四、评估诊断

如上所述,睡眠会由各种因素导致变化,但失眠不等同于失眠症,要明确自己是否患了失眠症首先要找专业机构的专科医生就诊,向医生详细反映自己的睡眠病史,医生除了从患者本人处了解以外,还尽量从第三方的叙述中获取,如与患者同床共枕者或是父母、照看者这样的知情人。主要了解以下方面的内容：目前睡眠困难的表现形式，起病时间、持续时间、出现的频度、严重度、对日常生活的影响；波动性、恶化/缓解因素、环境因素、目前外界是否存在的不良的刺激；正常情况下的日常作息规律、醒觉（时间、唤醒方法如闹钟唤醒或自然醒觉）、晨间的常规，日常活动（开始/结束时间）、是否有日间的小睡（何时睡、睡多长时间）、上床时间（睡前准备、上床的时间）、何时入睡、床上活动（如看电视、看书、性生活）等情况，还有睡着时的行为，有无噩梦，醒来是如何应付的，是否看表、小便、喝水等。进一步医生还要询问家族史，家里是否有人有类似病史，既往及目前躯体和精神病史，酒精和药物、含咖啡因的饮料（茶、咖啡、软饮料）、吸烟使用史，既往失眠治疗史，试用过的治疗种类，效果、问题、不良反应，对规律用药（提神、镇静作用）的一般性回顾，包括服药时间。必要时患者可以建立一个睡眠日记，创建一个为期两周的睡眠-觉醒的记录，以澄清任何可能存在的问题和特殊相关因素。还可以进行心理量表的评定、睡眠多导图的检查，以明确和鉴别诊断。

失眠症除了以对失眠的质和量不满意为突出主诉外，还表现为① 难以入睡（儿童可以是因为无照料者的干涉导致）；② 睡眠维持困难，以经常醒觉和醒觉后难以再入睡为特点（儿童可以是因为无照料者的干涉导致）；③ 早醒不能再入睡外，还必须有睡眠紊乱导致了自觉地明显痛苦或者在社交、职业、教育、学术、行为其他重要功能能力方面的损伤，睡眠困难每周至少出现3次、睡眠困难持续至少3个月，睡眠困难的出现并非由于没有机会睡眠如睡眠剥夺，也不是其他睡眠障碍中的一种表现，失眠并非直接由服用物品（如毒品滥用、药物）的生理作用引起。

五、理解和应对

失眠患者经常会有这类体验，感到在睡前期有"我的脑袋转不停""我不能排空我的思维"，在上床前会提前出现想尽快得以入睡和尽可能获得更多的睡眠，害怕睡眠欠缺后健康的维持，对第二天白天的工作能不能应付。这就是我们说的侵入性思维和过度及不可控的担心，是对睡眠不利的负性思维。所当有失眠症状出现时，我们首先应该从改善有关睡眠的负性思维开始着手改善睡眠，因为偶尔的失眠不可怕，可怕的是对失眠的担心，会将偶尔现象持续化，导致失眠症。现在研究认为对失眠的影响认知紊乱十倍于躯体疾病，过度焦虑和思维反刍将引起交感神经系统的自动唤醒和情绪压抑，个体将监测内在（如躯体感觉）、外在的（如环境）与睡眠相关的威胁，这种监测是自发的，以至它很少消耗注意的资源，并不需有意识地做决定。对与睡眠相关威胁的监测提供了进一步担心和关心的理由。

另外我们必须改变不良的应付方式对睡眠的影响,不良应付方式如醒来后白天在床上过长逗留休息、努力停止所有的思维、过量饮酒、取消约会和下午打盹,结果将是床上过长逗留增加厌烦、无趣、加剧白天的思睡;努力停止所有的思维将会有更多的时间被睡眠焦虑提前占领,过量饮酒入睡加快但睡眠连续性差;下午的打盹将干扰睡眠/苏醒的节律。

所以正确的应对失眠的方式必须建立一个良好的睡眠习惯,定时上床睡觉,定时起床,睡前放下白天的困扰思维,睡前不喝兴奋性的饮料像咖啡茶酒等,每天白天保持一定的体力消耗,但睡前一两个小时不要有剧烈的运动。睡前可以喝点牛奶、泡脚,听舒缓的音乐以利自己的思维放松,放弃看剧情剧烈的电影和电视剧,以免睡觉时情景在脑袋里回放。同时改变前述对失眠后果的不良认识,减少对睡眠的焦虑、过分担心、关注。

当以上一切仍不能帮助你摆脱失眠症时,我们必须求助专业的有经验的医师,针对自己的情况给予适当的治疗,因为不同的药物对睡眠各个阶段效果不一,有的主要是帮助入睡,有的是改善睡眠深度,有的是延长睡眠时间的。对一些特别关注焦虑睡眠状态,难以控制自己的对睡眠负性思维者必要时需要在医生指导下服用小剂量的抗焦虑药物,以缓解过度焦虑引起的交感神经系统的自动唤醒和情绪压抑。当然治疗效果不会立竿见影,明显的效果需等待药物的起效稳定时间,一般需要 2~4 周。

很多失眠症患者会在吃药与否之间摇摆不定,主要是担心药物的副反应和成瘾性。诚然,不管是治疗失眠的药物还是治疗其他疾病的药物,对患者的帮助作用要远远大于药物本身的副作用。这类药物的主要副反应是第二天仍然有困意、头晕、口干、发苦、便秘,困意、头晕主要出现在服药早期,随着治疗时间的延长,会自我缓解,口干、发苦、便秘可以通过多饮水多吃蔬菜水果缓解。这类药对人体主要器官损伤的概率非常低,为了防止出现这类损害可以定期作血液生物学检测。至于药物的成瘾性如果在医生的指导下,在治疗好转后逐步减药加上自己适当的认知行为改变,养成对睡眠的恰当期望值和睡眠行为习惯,是可以避免的。

第十一节　进食障碍

一、典型案例

患者女,20岁,大二学生,汉族,未婚。主诉:节食、贪食、闭经、情绪不稳两年。成长经历:患者生在一个知识分子家庭,因为父母工作忙碌、父亲出国等原因,患者1~3岁基本在外婆家生活,3岁回到父母身边。从记事开始,患者觉得母亲很强势,总是对自己不满意,诸如学习不够努力、生活习惯不好、与人交往不够得体、穿着打扮不够淑女、体形不好看(脸太方、腿太粗)等,总是规定患者应该如何如何。父亲不似母亲这般唠叨,但也认为患者应该成为社会精英,有时会与患者严肃地讨论人生的规划,希望患者沿着父母设定的路行走。患者感到困惑,从小学到高中,老师、同学对她都很赞赏(学习优秀、长相甜美),但在父母的眼中,患者觉得自己是一个什么都不行的人,父母对自己有很多的要求和期待,患者感到自己的生活被束缚、被捆绑、被控制。

高三下学期,患者相处了半年的男友提出分手,理由是自己要努力高考、一心学习,但之后她却发现男友与一体形苗条的女生关系亲密,患者感到崩溃,认为一定是自己不够漂亮、体形偏胖(身高170 cm,体质量60 kg)、脸和腿不好看导致了男友的离去。自此,患者开始了自己的减肥生涯。首先是节食,小雨下决心不吃主食,早餐在家吃得还算正常,在学校吃午餐、晚餐就由自己掌控,只吃少量的蔬菜,几乎不再吃米、面,不喝汤,有时会吃少许饼干、巧克力、冰淇淋等;第二,制订锻炼计划:能站着就不坐着,能坐着就不躺着,规定自己每天跑步,吃完饭要坚持跳跃数十下;第三,偶尔觉得吃得多了,就用通便药物,如果导、番泻叶等,以尽快排空,或者用手指刺激咽喉壁,促使呕吐。渐渐地,患者的体质量明显下降,父母以为患者进入高三学习紧张导致体质量下降,并没有太过在意,两个月内患者体质量由60 kg降到40 kg左右,月经不再来潮,母亲发现了患者的吃饭问题,焦急地带着患者奔走在各大医院的消化科、妇科、内分泌科、神经内科,都没有发现器质性疾病,服用过各种对症治疗的中西药物以增加胃口、调经等,但患者的体质量依然不增,并且称自己的体质量还不够理想。患者母亲想方设法试图让患者多吃两口,发现收效甚微,而母女之间的矛盾也愈发升级,患者的父亲感到无可奈何,经常黑着脸一声不吭。高考时,患者的成绩不如意,考上了本三的大学,离当初设定的社会精英计划相去甚远。进入大学,患者感到体形变得更加重要,周边的女同学们经常讲要减肥,患者觉得每个人都在关注身材,胖了被别人瞧不起,这更坚定了患者的信念,节食、过度锻炼、导泻依然在进行着。同时患者感到郁闷,觉得自己不如以前,因为饥饿有时会感到头晕、乏力、心慌,时常腹胀、便秘,学习效率不佳。患者变得烦躁不安,特别难受时发现多吃食物能够缓解自己的情绪,于是小雨又开始出现了贪食,一顿能吃下五六个面包、两袋薯片、一袋瓜子、四个苹果等,直到吃得撑得不行才停止。吃完,感到非常羞耻、自责,埋怨自己不该吃多,害怕会因此发胖。之后即以手指刺激咽喉壁,或者压住腹部呕吐,吐完觉得轻松很多。就这样,节食、贪食、催吐、心情不好、身体诸多不适、闭经一直在反反复复,体质量波动在 40～45 kg。因为常常催吐,小雨的牙齿经常酸痛,并因此拔掉两颗牙;因为常常要独自贪食,患者一直比较孤单,总是独来独往,与同学交往很少,也无暇顾及大学组织的各项活动。患者的父母在经历了与患者各种"战争"之后,感受到了患者问题的严重性,也变得焦虑、沮丧,夫妻之间相互抱怨,一家人都被痛苦折磨着。

二、基本概况

患者所患的疾病是进食障碍,以神经性厌食症为主,间或出现贪食症状,继发了抑郁焦虑症状。

进食障碍以进食或与进食相关的行为紊乱为特征,导致食物消耗或吸收发生改变,引起躯体健康或心理社会功能显著受损。以女性患者多见,女性:男性通常为 10:1。多数起病于 14～18 岁,病程常常迁延数月至数年,患者的躯体功能、社会功能(学习、工作、社交、婚恋、家庭等)严重受损,甚至出现生命危险。

进食障碍包括神经性厌食症(厌食症)、神经性贪食症(贪食症)、暴食障碍、神经性呕吐等。其中,厌食症和贪食症最为常见,两种疾病有很多共同的心理、行为特征,同一个患者常常先后出现两种疾病症状。与其他精神疾病相比,进食障碍的发病率在我国似乎并不高,在西方青年女性中约为 0.5%～1%,但随着社会的发展、对此疾病认识的增加,进食障碍在我国有逐年增加的趋势,而其疾病的严重程度及难治性引起了专业人士的很大关注。

进食障碍在某些需要保持体形的女性中发病率可能会更高,如舞蹈专业的学生、演员、模特等,因为对体质量、体形的要求过高,或者过分关注体质量、体形,害怕身体的局部或整体发胖,从而出现进食行为的紊乱。厌食症患者如果不接受干预,常常不认为自己的节食行为有不妥之处,家属也希望通过劝说来使患者改变,所以患者早期就医率很低,直至出现身体功能异常,如营养不良、代谢紊乱、闭经、发育异常等,才考虑就医,而往往她们开始就医也是如本案例中的患者一般,周转于综合性医院的各个科室,然后才可能寻求精神科医生或心理治疗师的帮助。

三、原因剖析

进食障碍的病因并不是十分清楚,越来越多的证据表明,社会文化因素、家庭因素、个体心理因素、生物学因素之间的相互作用可能对进食障碍起作用。进食障碍,尤其是厌食症,伴随着不同程度的营养不良,并引起内分泌、代谢功能紊乱,使致病因素变得更加复杂。

（一）生物学因素

研究表明，进食障碍的患者存在一定的遗传倾向。神经生化方面也被发现有异常，如内啡肽、5－羟色胺、多巴胺功能异常，下丘脑－垂体－肾上腺/性腺/甲状腺轴功能紊乱等。另有研究表明，进食障碍患者的部分脑区功能、结构异常。

（二）家庭因素

家庭因素在进食障碍的发生、发展、维持和康复中都可能起到重要作用。高度控制、过分严厉、过度保护的家庭常常更易于出现进食障碍的女儿，尤其是母女之间的关系，对女性的心理发展影响较大。

该案例中的患者从小离开父母，经历过分离，回到父母身边时可能更希望获得父母的认同，但恰恰相反，严厉、高控制、高要求的家庭环境使得患者的自我认同感更加不足，觉得自己是一个无能的人，对自我能力、体形都非常不满意，虽然不赞同父母对她前途的"精心策划"，但也不能通过自己的力量反抗父母。男友的离开，是患者人生路上面临的又一次分离，激活了患者内在对自我的负性评价，认定自己是能力不足、体形不好的人，于是开始通过追求苗条体形，开始了自我有控制的生活，目标就锁定在"吃饭"上。通过减轻体质量来获得理想体形，以增加自信，通过贪食来快速缓解情绪的不愉快，但患者忽略了体质量下降对身体带来的一系列影响，在控制了饮食状况后，身体的各种改变同样带来了无尽的烦恼，情绪更加不良，无暇顾及生活中的其他方面，导致贪食、厌食、过度锻炼等行为的循环往复，痛苦如无尽的深渊。

进食障碍患者的家庭，患者一个人的痛苦还可能延伸为整个家庭的灾难，原本就存在问题的家庭关系变得更加紧张、僵化。即便是有着良好教育背景的父母，看着自己的女儿有饭不吃或者不顾形象地狼吞虎咽、日益消瘦脱形、女性发育和身体健康严重受损，也很难保持稳定的情绪，常常混杂着焦虑、抑郁、愤怒等，所采取的措施也大都是"软硬兼施"，感受到的结果却是"努力付之东流"的沮丧，家庭关系更加恶化，患者的症状也愈加难治。

（三）个体心理因素

进食障碍的患者常见典型的人格特征是：追求自我控制、追求完美和独特性，青春期易出现自主性和依赖性的冲突。患者常常对自我评价过低，对自身体重、体形的评价常常是负性的，甚至与事实不符合，对自我的态度是否定的、不接纳的，对周围人的评价和看法过分敏感，试图通过控制自己的体重、体形，以获得成就感或控制感。

（四）社会文化因素

从流行病学的资料很容易发现，厌食症、贪食症、暴食障碍等都是以女性患者为主,而且起病年龄较小。是什么原因导致这些花季少女或青年女性能够长期耐受饥饿或过分饱胀?甚至伤害自己的身体也要保证"瘦"的体形?其强大的动力是什么?

随着社会经济的发展,基本的温饱、冷暖已经不再是人们生活的目标,而是开始关注自我价值、幸福感和成就感,追求美感。在当今社会,尤其对女性而言,如果能够拥有姣好的容颜、优美的体形似乎更容易获得自我或他人的认可。各种减肥、美容、整形的信息充斥着街头巷尾的门店和各种媒体(如电视、报纸、网络、杂志等),对女性的价值体系起着推波助澜的作用,"以瘦为美"的观念在女性中盛行,拥有"苗条的好身材"成为很多女性们悦纳自我、吸引异性关注的积极资源。正是在这样的社会文化背景下,本案例中的患者试图通过改变体形来获得自信、获得认同。

四、评估诊断

(一)厌食症

厌食症常常起病于青少年或成年早期,女性多发。其病程和结局存在很大的差异性,很多患者病程长达数年,迁延难愈。特别严重者可能会导致死亡,常常是由于躯体并发症或自杀导致。

厌食症需要符合三个主要的标准:

(1)限制所需的能量摄入,导致显著的低体质量;

(2)即使存在低体质量,仍强烈恐惧体质量增加或变胖,或者存在持续性的干扰体质量增加的行为;

(3)对自身的体质量、体形存在感知障碍,自我评价过分受到体质量、体形的影响。

厌食症通常有两种亚型:① 限制型:无反复发作的暴食或导泻行为(如自我引吐、滥用泻药等),通过节食、禁食、过度锻炼保持低体重;② 暴食/导泻型:反复发作上述暴食或导泻行为。

厌食症的严重程度是根据患者的体重指数(BMI,即体质量/身高^2)来判断的,BMI $\leq$ 17.5 kg/m^2 属于异常,BMI越低,病情越严重。本案例中的患者BMI 为 45/1.7^2 = 15.6 kg/m^2,属于比较严重的个案。

(二)贪食症

较之于厌食症,贪食症更为常见。同样,也是女性多见。部分患者会交叉出现贪食症和厌食症,两者相互转化。

贪食症需要符合三个主要的标准:

(1)反复发作暴食行为,对进食缺乏控制感;

（2）为防止体质量增加，反复出现不恰当的补偿行为，如自我引吐，滥用泻药、利尿剂或其他药物，禁食，或过度锻炼；

（3）自我评价过多受到体形、体质量的影响。

贪食症的严重程度是根据患者暴食、补偿行为产生的频率来判断的，发作越频繁，则越严重。

无论是厌食症，还是贪食症，患者除了有进食方面的异常行为外，还需要关注由于异常进食行为带来的后果及情绪的变化，患者因为体质量过低，出现与饥饿、营养不良相关的全身代谢、内分泌紊乱，各种器官功能障碍，如皮肤干燥、毛发稀疏、怕冷、性发育迟缓、闭经、心动过缓、胃肠功能紊乱、便秘等，实验室常见电解质紊乱、血脂、血糖异常、甲状腺功能异常、性激素异常等。患者的情绪波动性大，时常会出现抑郁、焦虑，甚至产生自伤、自杀的想法和行为，共病其他精神异常的概率也较大，最常见如：抑郁症、焦虑症、强迫症、物质依赖等。这些伴随症状或共病加深了患者的痛苦，加重了疾病治疗的难度，导致症状迁延难愈。

五、理解和应对

在我们的周围，经常听到女性讲"我要减肥"，也能经常看到女性只吃蔬菜、水果，而不吃主食，或者时常锻炼以减轻体质量，但常常她们的体质量在短时减轻后，又抵挡不过美食的诱惑，重新开始享受饕餮大餐，感叹"减肥不易"，体质量很快反弹，所以我们周围的这些人虽然有过节食、锻炼减肥的行为，但并没有像本案例中的患者一样造成明显的身体伤害或精神损伤，不构成疾病。但这样的文化背景反映了当下社会对"以瘦为美"的认同。如果这些所谓的减肥行为持续存在，且愈演愈烈，出现了常人难以接受的减肥行为，过度关注体质量、体形，对体质量、体形的认知明显歪曲，即便很瘦仍认为自己很胖，身体出现了各种损伤，甚至出现情绪异常、人际关系不良、学习或工作受影响等，这时候就要警惕可能患了进食障碍，而不是普遍意义上的"减肥"行为。对于爱美的人们，尤其是青少年女性，即使确实存在肥胖，如果试图减肥也一定要以健康、安全的方式，而不是一味地减轻体质量，否则减肥就会成为患进食障碍的高危因素。

进食障碍的患者不是故意不吃饭或贪吃，也并不是通过强求吃饭或者少吃就可以缓解，我们常人看起来很简单的吃饭问题在患者方面就变得复杂，它与心理、生理、社会和家庭因素有着密切的关系，患者本人和家人都会感到非常痛苦。所以，当我们意识到自己或周围人存在上述问题时需要意识到必须就医，而不是用各种"斗争"的方式企图改变进食的行为。

作为患者的父母，如果意识到患者存在进食障碍，首先需要向专业人士求助，带患者就诊精神科或心理科，了解家庭因素在患者发病中的作用，结束与患者长期"战斗"的状态，转而形成"治疗联盟"，改善夫妻关系，改善与患者的关系，调整相处的模式，支持患者、理解患者，而不是一味地寻求如何让患者改变。

作为患者本人，首先需要意识到自己的状态是生病了，需要帮助，从而接受医生或心理治疗师给予的建议。患者需要了解正常体质量的范围，了解自己客观的身体状况，而不是用"哈哈镜"照自己，了解体质量减轻后对身体造成的影响，增加健康的审美理念，减少对体质量、体形的过多关注，通过多种方法建立自信。另外，患者需要逐步厘清自己与父母的关系，学习沟通技巧，陈述自己的诉求，而不是压抑或过度反抗，尝试理解父母，减少对父母的过多抱怨和苛责，避免自伤或自杀。

治疗计划通常包括了药物治疗和心理治疗。目前尚无治疗进食障碍的特效药，药物治疗主要是对症支持治疗：① 针对进食行为、情绪异常及其他继发或伴发的精神症状，以抗抑郁、抗焦虑药物为主，部分患者可以给予小剂量非典型抗精神病药物；② 针对躯体功能异常，则给予对症支持治疗，如增加营养、补充电解质、改善消化道症状、调经等；③ 疾病严重者，则需要住院治疗，加强营养、改善水电解质的酸碱平衡、改善代谢功能及其他严重的躯体问题，挽救生命。另一个非常重要的方面则需要接受心理治疗，目前证实有效的心理治疗方法主要包括：动力学治疗、认知行为治疗、家庭治疗等。患者本人需要充分认知疾病，有足够的动力参与到治疗中来，积极配合，以达到最佳的治疗效果。一旦患者的认知改善，进食行为正常，体质量恢复正常，患者的身体功能就会恢复，从而拥有女性特有的美感和生理功能，从而获得真正意义上的幸福感和成就感。

第十二节　性心理障碍

一、典型案例

患者男，32岁。平时忠厚老实，胆小，工作认真，自尊心强。其母亲家族中，祖母有精神病史。自幼听母亲讲"当你还在娘胎时，很多人就说你是女孩，因为你父亲特别喜欢女孩"。出生以后6个月，其父病故，其母改嫁，继父对他十分喜爱。他在12岁时对异性出现向往。有一次同一男孩子偶然爬看女厕所，随即产生好奇心理，并伴有生理反应。初中毕业后参加工作。一方面迫切要求上进,另一方面又担心因追求女性而被人发现,于是就幻想如果能像皇宫里的太监一样割除睾丸,就会产生女性的仪态和容颜。此时,他突然产生一种特别的性兴奋并感到愉快。此后,他不时穿着女装单独进入女厕所,学女子下蹲解小便的动作,自感心情舒畅。17岁时被抓,由单位带回教育。为了让人了解他并不是一个道德败坏的人,他尽量不与异性接触,但又适得其反,晚上经常梦见自己成为一个温柔善良的女性。平时努力工作,回家后也少出门。但每当情绪不好的时候,这种想法就会出现,并让他烦躁不安,无法集中注意力做事。有时就会情不自禁地穿上异性服装,半夜走出家门,到公共厕所重复类似的动作,当时似乎感到既紧张又兴奋,事后情绪和身体感到放松,但也有感到一些后悔。家人帮助他介绍女朋友,但在女孩面前表现腼腆,显得被动。因频繁发作,多次被抓,并受到派出所拘留和单位的处分,每次都痛恨自己,发誓改正,但控制不住再犯。因此产生抑郁情绪,企图自杀。他的继父因他气得脑出血死亡。最后一次因为又发作被抓,派出所和社区决定送脑科医院检查,结果诊断为:性心理障碍——异装症。

二、概况

性心理障碍,也有称谓性变态或性倒错。是以异常行为作为满足个人性冲动的主要方式的一种心理障碍,其共同特征是有变换自身性别的强烈欲望(性身份障碍);对常人不引起性兴奋的某些物体或情境,对患者都有强烈的性兴奋作用(性偏好障碍);不引起常人性兴奋的人物,对这些人有强烈的性兴奋作用(性指向障碍)。而对正常的性活动都不能感到满足,甚至回避正常的异性间的性活动。性心理障碍者很少主动求治,不会主动暴露自己的"疾病"状况,因而发生率目前难以确切了解。多数资料是来自被拘留或被家人送来治疗的患者,大多数开始于青少年时期。最为常见的恋物症、露阴症、窥阴症。

通常性心理障碍者身体的结构(包括第一性征、第二性征)、激素内分泌等没有异常。与性心理无关的精神活动均无明显障碍。

性心理障碍不包括单纯性欲减退、性欲亢进及性生理功能障碍。

三、原因剖析

从这位病人的详细病史来看,家族中有精神病史,童年时知道父亲喜欢女孩,青春期性发育时因和同学爬女厕所被处罚,心理上受到刺激,再加上自幼胆小拘泥,在性心理发展中形成自我谴责、自我压抑和自我约束的心理,形成性心理病理惰性兴奋灶,每当情绪低落或处于逆境时,这个性心理病理兴奋灶就扩散,并出现病理行为发作。

形成性心理障碍的原因是多方面的。早年不良性刺激或经历,家庭不当的哺养教育方式,如反性别角色的哺养,把男孩当作女孩教育哺养,衣着打扮、游戏等有女孩倾向,并且过度要求孩子听话、顺从和安静。有时成年人经常开一些玩笑话,如父母对孩子性别的不满意,尽管是一些不经意的玩笑,但对一些敏感的孩子来说,潜意识中会产生影响。此外,在早年性教育方面也会存在误区。在孩子面前不注意避讳父母性行为,或过早接触色情图片及内容,会让孩子产生性幻想;当然,当孩子对性有好奇的时候,故意回避话题,或打击嘲笑孩子,会形成对性的羞耻感。儿童、少年时期遭受到成年人的性玩弄、教唆等性创伤经验;性挫折、恋爱婚姻失败等都是促发因素。

四、诊断与评估

常见的性心理障碍的表现。

(一)性身份障碍

异性症

对自身性别的认定与解剖生理上的性别特征呈逆反心理,持续存在厌恶和改变本身性别的解剖生理特征以达到转换性别的强烈愿望,并要求变换为异性的解剖生理特征(如使用手术或异性激素),其性爱倾向为纯粹同性恋。但他们坚决否认自己是同性恋,而认为自己就是异性恋。

对于男性异性症来说,感到自己本来女子的灵魂生错在男性躯壳里,持久和强烈地为自己是男性而痛苦,渴望自己是女性(并非因看到任何文化或社会方面的好处,而希望成为女性)或坚持自己是女性。常常专注于女性常规活动,表现为偏爱女性着装或强烈渴望参加女性的游戏或娱乐活动,拒绝参加男性的常规活动。固执地否定男性解剖结构,断言将长成女人(不仅是角色方面);明确表示阴茎或睾丸令人厌恶;认为阴茎或睾丸即将消失,或最好没有。

女性异性症也同样如此,她们持久和强烈地因自己是女性而感到痛苦,渴望自己是男性(并非因看到任何文化或社会方面的好处,而希望成为男性)或坚持自己是男性,常常固执地表明厌恶女装,并坚持穿男装;固执地否定女性解剖结构,明确表示已经有或将长出阴茎;不愿取蹲位排尿;明确表示不愿意乳房发育或月经来潮。

(二)性偏好障碍

1. 恋物症

指在强烈的性欲望与性兴奋的驱使下,反复收集异性使用的物品。几乎仅见于男性。所恋物品均为直接与异性身体接触的东西,如乳罩、内裤等,抚摸嗅闻这类物品伴以手淫,或在性交时由自己或要求性对象持此物品,可获得性满足(即所恋物体成为性刺激的重要来源或获得性满足的基本条件)。对刺激生殖器官的性器具的爱好不属恋物症。

2. 异装症

异装症是恋物症的一种特殊形式,表现对异性衣着特别喜爱,反复出现穿戴异性服饰的强烈欲望并付诸行动,由此可引起性兴奋。其穿戴异性服饰主要是为了体验异性角色获得性兴奋,当这种行为受抑制时可引起明显的不安情绪。病人并不要求改变自身性别的解剖生理特征而变为异性。

3. 露阴症

反复在陌生异性面前暴露自己的生殖器,伴有性唤起及手淫,以满足引起性兴奋的强烈欲望。他们没有与"暴露对象"性交的意愿或要求;几乎仅见于男性。

4. 窥阴症

反复窥视异性下身、裸体,或他人性活动,以满足引起性兴奋的强烈欲望,可当场手淫或事后回忆窥视景象并手淫,以获得性满足。没有暴露自己的意向,也没有同受窥视者发生性关系的愿望。几乎仅见于男性。观看淫秽音像制品,并获得性的满足,不属于本诊断。

5. 摩擦症

男性病人在拥挤场合或乘对方不备之际,伺机以身体某一部分(常为阴茎)摩擦和触摸女性身体的某一部分,以达到性兴奋的目的。通常他们没有与所摩擦对象性交的要求,也没有暴露自己生殖器的愿望。

6. 性施虐与性受虐症

以向性爱对象施加虐待或接受对方虐待,作为性兴奋的主要手段。其手段为捆绑、引起疼痛和侮辱等,甚至可造成伤残或死亡。提供这种行为者为性施虐症。以接受虐待行为来达到性兴奋者为性受虐症。

7. 其他

包括恋兽症、恋尸症、恋童症、恋足症等。

(三)性指向障碍

同性恋

以往把同性恋也视为性心理障碍,但 1973 年,美国心理协会、美国精神医学会将同性恋行为自疾病分类系统去除。《中国精神障碍分类与诊断标准》第三版,在诊断标准中对同性恋的定义非常详细,指出同性恋的性活动并非一定是心理异常。但某些人的性发育和性定向可伴发心理障碍,如个人不希望如此或犹豫不决,为此感到焦虑、抑郁,及内心痛苦,有的试图寻求治疗加以改变。所以只是把自我不和谐的同性恋看作是性心理障碍。

五、理解和应对

通常这些性心理障碍患者并不是道德败坏、流氓成性的人,也并不是性欲亢进的淫乱之徒,他们多数性欲低下,甚至对正常的性行为方式不感兴趣。他们不结婚,有的结了婚,夫妻性生活也极少或很勉强,常常逃避。他们对一般社会生活的适应是正常的,许多人在工作中尽职尽责,工作态度认真,常受到好评;许多人表现内向、话少、不善交际、害羞、文静。他们的社会生活和一般人没有什么差别,也有一般人的道德伦理观念,因此,常对自己发生的性心理障碍的触犯社会规范的性行为,深表悔恨,但却常常屡改再犯。仅仅用惩罚不能完全解决问题。所以,家庭和社会都要帮助这些患者进行治疗。患者本人需要知道这些异常行为如果违反法律法规时,一般是有完全责任能力或限定责任能力,会受到治安处罚和法律制裁。不能总是抱侥幸心理,应主动寻求治疗。

对性偏离的心理治疗的过程,是与其形成性病理心理相逆的过程,把患者不适应社会的性偏离心理需要转变成正常的性心理需要,形成正常的性意识、性意向及性行为。对于伴有情绪障碍、强迫性障碍及冲动控制障碍者,可选择适量的药物治疗。

第十三节 应激障碍与危机干预

一、典型案例

患者男,68岁,丧偶,现退休在家,退休前系某单位工程师,大专文化。既往有糖尿病、高血压及高血脂"三高"病史,一直在治疗中。因1周大量吞服药物自杀未遂前来就诊。其子回忆1周前去探望父亲时,患者曾询问儿子最近是否缺钱用,并告知其在银行中存有10余万元存款及取款密码。当时其子觉得父亲很奇怪,父亲怎么会突然说起这样的话题,再三询问,父亲都予以否认。当晚回家后其子不放心,再次打电话给父亲,发现电话无人接听,于是急忙赶到父亲家里,发现其父已大量服药昏睡不醒,经医院抢救脱险,转至我院心理科继续诊治。

患者看上去略显苍老憔悴,情绪低落,接触被动,在取得当事人的信任后,患者慢慢地讲出了自己的故事。患者长期身体不好,治疗又无法痊愈,而且看病花费很多,长期睡眠不好,血脂及血糖波动明显,始终不能很好控制。除了医学治疗之外患者还经常买些保健品服用,以期奇迹的发生。4个多月前,患者参加了一个老年"免费体检健康教育"活动,在活动中,组织者介绍了一个具有"神奇功效"的保健品,在强大的推销及周围环境的影响下,患者一次花了1万多元买下了4个疗程的保健品,并开始服用。3个月近1个疗程服用下来,感觉更加无力,身体不适,检查结果显示疾病非但没有好转,反而有加重的倾向。于是患者反复打电话去咨询,结果电话无法接通,上网也未查询到有关保健品的相关信息,自己感觉上当了。自此以后,反复纠结于此事,剩余的大量保健品不知是继续服用还是扔掉的好,又不好意思和家人和周围朋友说起,想起以前看过很多类似关于老年人被骗的新闻报道,始终觉得自己是一个有文化的人,能很好地判断真伪,是不可能受骗的,结果还是上当受骗了,感觉自己非常愚蠢,有时想当时自己为什么那么冲动,如果一次少买些服用,看看什么情况再做决定也行,也不至于一下损失那么多钱财。整天都在纠缠于这件被骗的事件,怕出门、怕见人,仿佛周围的人都在嘲笑他老糊涂了,觉得很丢人,让家人也跟着蒙羞,生怕儿子知道了会数落自己,只好一个人默默承担。睡眠问题更加严重,各种想法层出不穷,自行服用安眠药物,也仅能睡1~2h,易醒,醒后很难入睡,觉得这个世道太黑了,活着没有意思,故而做出了自杀的行动,并声称别人救了他反而是害了他,让他受更多的苦。

平时患者性格偏内向,做事认真严谨,没有什么特殊的兴趣爱好。育有一儿一女,均已成家,女儿在外地落户,儿子在本地工作。妻子于3年前因病去世,妻子病逝后,儿子曾希望患者搬过去一起居住,好彼此照应,但被父亲拒绝了。其理由是在这里住习惯了,生活方便,街坊邻居比较熟悉,自己可以照顾好自己,再说现在通讯发达,有什么事情可以随时联系。

二、基本概况

上述案例中我们可以看到,患者在最近几年里遭遇到各种生活事件,即我们平时所说的刺激,专业上讲就是应激。生活中存在各种刺激,有些刺激会影响我们的心身,从而出现心身反应,这就是应激反应。应激反应很常见,同时它也是一种正常的反应,个体会通过动员其所有的资源进行调整和适应,随着问题的解决与认识的调整,大多数情况下都可以顺利地度过。当这些事件当事人无法通过寻常办法解决时,并出现一系列心理生理反应,就构成了危机。所谓的危机就是指个体运用通常应对应激的方式或机制仍不能处理目前所遇外界或内部应激时所出现的一种反应。处于危机中的人可能需要一个专业的帮助,危机干预就是通过一定的心理学技术,帮助处于危机中的个体摆脱危机,恢复心理平衡,并获得新的应付技能。

经济建设和社会发展,给人们带来了施展才华的机遇,同时也带来挑战,随着社会竞争机制的引进,心理危机越来越多,过去不被人重视的危机目前已经受到关注。应激性生活事件是客观存在的,每个人在其一生中总会碰到这样那样的生活事件,解决得好,可以促进我们的成长与发展,正如古人所云"吃一堑,长一智"。但是如果处理得不好,则会影响人们的心境和生活质量,严重的导致自杀、伤害及精神障碍。生活中一些常见的生活事件有可能发展为心理危机,如下岗和就业困难,情感受挫,婚外情和离婚,家庭暴力,非法同居后被抛弃(受害者常常是女性),贫富差距形成和扩大,外出打工,生活艰辛,等等,值得整个社会的重视。

天灾人祸也是经常发生的,从全球范围来看,如交通事故、龙卷风侵袭、泥石流灾害、地震海啸、火车颠覆、海难沉船、空难机毁、洪水泛滥、干旱蝗灾、挤压惨案、人为灾难(绑架)等时有所见,死难者家属往往处于沉重的危机之中,尤其是10余年来,群体性突发性公共卫生事件导致的应激性心理反应,更加突出了心理危机干预的价值,危机干预对于帮助当事人尽快摆脱危机,重塑生活信心以及构建和谐社会具有重大意义。

危机事件下自杀是最严重的结局之一。在全世界范围内,自杀死亡数大约占全世界总死亡数的3%。每年大约有100万人死于自杀,在世界各地,每40秒便有一人自杀,每3秒便有一人企图放弃生命,每起自杀案例至少对6个人产生严重影响,在很多国家,自杀是一个重要公共卫生问题。大多数自杀者在自杀前都会有一定的生活事件,所以预防及防止自杀也是危机干预的一个核心任务。

三、原因剖析

上述案例中的患者在自杀前具有一系列慢性的或累积的生活事件,平时身体不好,多种慢性疾病缠身,病情一直难以控制,3年前妻子又去世了。在自杀前1个月左右,患者又遭遇了被骗损失大量钱财,这对于一个收入有限的老人,又是一个重大的打击,这是一个急性的应激事件,也是直接导致其自杀的一个重要因素。

患者长年身体不好,这对患者而言是一个慢性刺激,他需要承受身体上病痛的折磨,同时还需要承担寻医问药带来的诸多麻烦及诊治疾病所带来的额外财政支出。3年前妻子因病去世了,除了处理当时的丧妻之痛外,还要面对随之而来的生活变化,如情感上、生活上缺乏一个相互照顾、相互支持的人,需要他重新适应新的生活。总体上,患者应该说还是慢慢地适应了独自生活的方式,但是1个月前的被骗事件,对他造成了极大的打击,使他彻底地丧失了生活的信心。表面看起来被骗事件仅仅是一个钱财损失而已,为什么对他产生那么大的影响甚至自杀呢?首先我们先看看这个被骗事件,一方面对患者而言钱财损失巨大,让其痛心不已,另一方面,也是最重要的方面,事件让患者感觉到很丢人,一向自负认真严谨、聪明有判断力的患者,在被骗的事实面前,他感到自己是那么的愚蠢、可笑,自信心受到极大的打击,感到自己是个无能无用的人。其次,患者长期处于慢性应激中,这些慢性应激逐渐累积,对他的心理产生压力与影响,这次被骗事件在长期累积的应激压力上再次予以重重一击,就这样,他被彻底击溃了。再者,患者性格内向,自尊心很强,他害怕别人因此笑话他,害怕儿子会数落他,他选择了独自承受内心的失落和痛苦,而不是寻求帮助,最终难以承受而选择自杀,幸好发现及时,才未酿成悲剧。

正常人在面对一些生活事件时,也会出现一系列心理生理反应,心理上会出现焦虑、恐惧、愤怒、抑郁等负面情绪,注意力不集中,记忆力下降等,严重的创伤性事件常常导致反复出现闯入性的创伤性体验重现,或者面临与刺激相似或有关的境遇时感到痛苦和不由自主地反复回想。有的人表现为警觉性增高,回避与创伤有关的情境或对创伤性经历的选择性遗忘;生理上可能出现自主神经紊乱症状,如心慌、胸闷、尿频、颤抖、出汗、消化不良等,睡眠障碍,入睡困难、噩梦、睡眠浅易醒、早醒等。社会生活上的改变,如退缩、社交减少、兴趣减退等。大多数人出现的应激反应,会随着问题的解决或结束而减轻或消失,一般不会超过1个月,当这些反应越来越重,并超过一定的时间,则有可能患上了创伤后应激障碍。

四、评估诊断

对于应激与创伤后所引起的心理障碍,首先是对生活事件进行评估。生活事件严重性如何,是否在一段时间里发生多个生活事件。如果对于大多数人来说事件都是严重的或难以忍受的,如一些异乎寻常的威胁性或灾难性事件,或者连续发生一系列生活事件,心理反应就会更重,发生心理障碍的可能性就越大。对生活事件我们可以使用一种叫做社会再适应评定量表(SSRS)来评定,这个量表对常见的生活事件进行了评定,并予以量化,可以相对全面地了解当事人在一段时间里发生的生活事件,并标记其总体的生活事件单位分数。其次,评估个体对生活事件的认识及感受是怎样的,即当事人对遇到的生活事件的性质、程度和可能的危害情况的认知估计。认知评价在应激中具有重要的作用,对某些人来说可能感觉不是太糟糕的事情,对另一些人却感觉非常严重,这是因为每个人对事件的认识有所不同而造成的。第三,对当事人的精神状态及安全性进行评估,精神状态严重度如何,持续了多长时间,是越来越重了还是越来越轻了,现实检验能力是否受到严重的影响等。安全性评估主要涉及伤害行为,是否具有伤害自己或他人的想法,如果有的话,频繁程度及持续的时间是怎样的,是否有相应的计划或准备,既往是否曾经有过伤害行为等。对伤害行为的评估是非常重要的,应时刻牢记保证当事人安全,并贯穿于整个心理干预过程。第四,对当事人的社会支持系统进行评估。所谓支持系统是指个体与社会各方面包括亲属、朋友、同事、伙伴等社会人,以及家庭、单位、党团、工会等社团组织所产生的精神上和物质上的联系程度。如果支持系统很糟糕,那么其面对生活事件时发生心理障碍的可能性就越大。

五、理解和应对

生活事件是人生中不可避免的,尽管面对生活事件很多人都会出现心理生理反应,但是这些反应是正常的,正如前述,大多数人都可以利用个人的资源处理好生活中所发生的各种各样的事件,恢复正常水平,并得以成长与发展。负性生活事件对个体的影响较大,但并不意味着正性生活事件不会引起心理障碍。如一位10余年一直在副手岗位的干部,当提升为正职以后,因为责任大了,生怕干不好或决策失误给单位带来损失而导致严重的情绪障碍。当生活事件所引起的心理生理反应持续1个月以上,或过于严重导致个体感到痛苦不堪,严重影响社会功能的时候,才可以诊断为应激性障碍。

对于应激或创伤所引起的心理反应,防止自杀是其重要的任务之一。要评估个体是否具有伤害行为,可以直接询问当事人是否具有自杀的想法及计划。除此之外,我们还可以通过一系列的观察了解来发现个体是否具有自杀的可能。那么,我们可以通过哪些线索发现那些想自杀的人呢?从外表上看,当事人眉头紧锁,显得悲伤、疲倦,垂头丧气,表现退缩、懒动、仪表不整、体质量减轻,注意力不集中,激动及坐立不安;思维上有结束痛苦经历的强烈愿望,觉得没有任何希望了,无助感、绝望感、孤独感以及矛盾心理等;言语上表现语速慢,语音低,不愿与人沟通,表现出想死的念头,可能直接用话语表示,也可能在作文、作诗、词曲中表现出来,常见言语如:"活着有什么意思""我找不出活在这个世界上的理由""也许我不在了,别人(家人)会活得更好""我是家庭(集体)的累赘"等;行为上,突然的、明显的行为改变,忧郁症状毫无理由地消失,立遗嘱,交代后事,写告别信给至亲好友,清理自己所有的东西,将自己心爱之物分赠他人,有的人阅读有关死亡的资料,对所有周围事物失去兴趣,社会隔离,如少与家人、邻居、亲戚朋友往来,突然增加酒精的滥用或药物的滥用等。本案例中,患者的儿子发现其父的异常言语及举动后,虽然没有直接探寻到自杀的相关信息,但正是由于儿子的高度警惕,重视了有关可能自杀的线索,从而避免了一起悲剧的发生。

  当你遇到生活中一些重大的生活事件时候,在你努力尝试解决问题的同时,别忘了社会的支持,想想哪些人、哪些组织或团体有可能帮助到自己。如果可能,寻求专业人员的帮助。寻求帮助并不可耻,也不意味着你就是个无能的人。如果你的身边有人遇到了严重的刺激,又不愿意去看心理医生,你可以鼓励其回忆和讲出创伤性事件,虽然有时会引起严重的情绪反应,但有较好的情感宣泄作用,积极倾听他的倾诉,理解他所处的困境,有些人经过情感的宣泄,可能就会有明显的改善。给予希望和保持乐观的态度和心境,培养兴趣,鼓励积极参与有关的社交活动,注意社会支持系统的作用如亲人、朋友、组织等。给予精神上的支持,给予实际的帮助,鼓励自助,解决实际问题。在帮助当事人解决问题的时候,可以尝试 Goldfried 解决问题七步法:① 明确存在的困难和问题;② 提出各种可能的解决问题的方法;③ 罗列并澄清各种可能方法的利弊及可行性;④ 选择最可取的方法;⑤ 考虑并计划具体的完成步骤或方案;⑥ 付诸实践并验证结果;⑦ 小结和评价问题解决的结果。如果发现当事人有自杀的倾向时,一定要尝试和他的家人取得联系,同时说服及陪伴其一起去看心理医生,寻求专业帮助,直到当事人得到妥善处理。

第四章

家庭心理健康维护

家庭是社会的细胞,家和万事兴,和谐的家庭关系是构建和谐社会的基础。家庭关系包括夫妻关系、亲子关系,其他家庭成员之间的关系。人们常常遇见的家庭问题有哪些?

(一)夫妻感情问题

由于大部分人的工作学习是全天候性质的,经常加班加点不能与家人生活步调一致,散多聚少,因此父母、夫妻、儿女之间经常埋怨、误解,导致家庭不和,轻则吵架、分居,重则离婚分手;作为共同承担家庭主要责任的伴侣,经常会觉得受到冷落,或是家庭重担一人挑,产生委屈感和愤怒的情绪,引发家庭矛盾。未婚的青年也往往因为没有时间约会而经常闹矛盾。结果使人们在承受繁重的工作学习压力的同时,还要备受感情的折磨。

(二)子女教育问题

当今社会,家长的望子成龙心态普遍存在。为了子女的入托、上学、就业,许多家长都是煞费苦心。但由于人们基本上都是在超负荷工作、学习、生活,在实施对子女的教育上时常显得心有余而力不足,导致其子女不听话、学习成绩差、考学失败、就业难等,这些都会使人们因为没有尽到做父(母)的责任而产生愧疚感。

(三)经济收入问题

社会分配不公平公正,这无疑会挫伤人们的工作积极性。当奉献与索取的天平倾斜,人们的劳动价值没有被体现时,必定会失去心理平衡,工作中也表现出消极态度,个别人还有可能以权谋私、搞权钱交易来弥补心理失衡和解决实际困难。

(四)分离压力

亲人的亡故,家庭成员的分离这些本身就是令人痛苦的事情。如果由于工作生活没有办法享受正常的家庭之乐,长时间和家人分离会让人觉得亏欠家人,遇上亲人的亡故更是会让人痛心,甚至产生内疚感、自责感。

(五)人情压力问题

中国社会是一个重情义的社会。家人朋友托其办事,办也不好,不办也不好,常常陷入两难境地,矛盾心理经常来袭。长时间处在矛盾心理的压力下,很容易产生认知失调,人生观、价值观偏离常态。

夫妻之间如何沟通,如何经营和谐美满的婚姻关系?亲子如何交流,怎样摆正夫妻和亲子关系的序位,使得亲子关系更融洽?大家庭及姻亲间又该如何交往,建立怎样的边界,可以使关系既融洽又互不干扰?现将常见的家庭问题及处理方法分述如下。

第一节 夫妻关系——从"此岸"到"彼岸"

一、典型案例

李沫和周梅梅结婚一年了,小夫妻经常同进同出,亲亲热热的。见到邻居张大爷、王大妈总是笑嘻嘻地主动打招呼,很招人喜欢的小两口。可是近来张大爷、王大妈发现小两口总是吵吵闹闹的,在门口遇见都是脸色凝重、心情不快的样子。有时半夜还会传来摔东西的声音。张大爷和王大妈挺着急,担心孩子们这样吵下去会影响感情,也觉得自己的生活受到影响。热心的王大妈在社区居委会工作,觉得自己有责任帮助他们,有一天在小两口剧烈争吵时敲开了他们的门,关心地询问他们怎么了,小两口一开始不愿意说,王大妈说:"看你们天天不开心,有什么事情别憋着,说出来吧。也许大妈帮不上什么忙,不过大妈可以以过来人的身份听听。我和张大爷过来三十年了,也吵过也闹过,委屈过,不开心过。"梅梅听到王大妈这么体己的话,眼泪一下子就飙出来了,话匣子也打开了。"大妈,您说这男人变化得怎么这么快,才结婚一年,就这么冷漠、脾气坏,他不爱我了。"听梅梅这么说,李沫不干了,立即反驳:"谁说我不爱你了,你就是小心眼,没事找事,搞不懂。"眼看着战火即将再次爆发。王大妈立即阻止:"别别别。一个一个说,我还没弄清楚你们发生了什么天大的事情。"李沫说:"没什么天大的事情,都是小事,就是她爱计较。"王大妈说:"大妈今天有时间,听听你们说。你们能不能一个一个说,一个人说完,另一个人再说,哪怕你再生气也要尊重别人的话语权,等人家说完了再表态。你们两个商量一下谁先说话。"夫妻俩安静下来,虽然还是很生气,已经可以商量谁先说话了,李沫说:"那梅梅你先说吧。"李大妈立即表扬李沫:"男子汉,懂得女士优先,好。"梅梅开始打开话匣子:"大妈,他不爱我了,一点也不耐心。下班回来,让他顺路带点吃的东西,他就空着手回来了。他越来越不听我的话了。我说他,他马上和我吵,本来我晚上要加班的,现在连饭也没得吃,害得我事情做不完,明天要挨老板训。"王大妈说:"你原来打算让李沫带外卖回来吃,抓紧时间加班。李沫忘了,你很生气。认为他不爱你了。"转脸问李沫:"李沫,你不爱梅梅了?"李沫:"怎么可能,我下班就回家,她叫我做什么我就做什么,她指东我哪敢西呀。大妈,我不就是忘记带饭了吗。今天工作实在忙,一下班我就往回赶,想着回来早些休息一下。我忘了带饭,和她道歉,她还不依不饶。回来就和我吵,脾气越来越坏了。从带饭吵到我不关心她,不爱她,实在不可理喻。说我不关心她,她关心过我吗。"王大妈:"你们想要继续往下吵啊还是解决问题啊?你们打算饿肚子饿到几点?你们打算继续摔东西,让我和大爷在隔壁观战?"王大妈也可是幽默上了,不久小夫妻决定一起出去消夜,回来熬夜加个班。吵架在王大妈的耐心干预之下解决了。不过这次吵架结束了,下一次他们又会因为什么发生战争呢?

二、基本情况

夫妻之间交流不畅时常常会发生矛盾,有的是激战,有的是冷战,有的是持久战,有的速战速决。久而久之,会影响感情,甚至一拍两散走向婚姻的解体。如何预防和避免呢?

其实,男女之间的交流,无论从思维模式、表达方式方面,还是从生活习惯、兴趣爱好等各方面都存在着性别带来的巨大差异。

有人说:男人是"此岸",女人是"彼岸",两岸不相连。可是无论是在家里,还是在职场上,男女的交往、合作,彼此的支持都非常重要。因此我们需要从"此岸"渡到"彼岸",两岸相通,两岸合作才能将家庭建设得更好,更顺利地完成工作。

良好的交流、有效的沟通是架设在"此岸"和"彼岸"之间的桥梁,借助于桥梁的作用,可以让"此岸"和"彼岸"相通,打破隔阂。

三、原因剖析

李沫和周梅梅之间最重要的问题是沟通不畅,你在此岸,我在彼岸,两人的争吵源于不能正确表达自己的意思,不能表述各自的心理需求。听不到对方在说什么,各自沉浸在自己的世界里,不能准确接收对方的信息,不能相互理解对方的准确意思,不了解对方的心理情感需求。周梅梅希望李沫可以通过在意自己的话来表示爱她,忘记她交代的事情就意味着不重视她,不听她的话,就代表不爱她。因为不被重视,所以生气。李沫希望周梅梅理解自己,工作辛苦,希望妻子温柔待自己,不要在小事上计较。偶尔因为忙碌忘记妻子交代的事情可以用别的方式弥补,并不代表自己不爱妻子。经过王大妈的介入,两人不在纠缠于事情本身,而是去着手解决问题,最后决定停止战争,填饱肚子。两人都是独生子女,在原来家庭都是受宠的,遇到问题不相让,也是持续吵架的原因之一。

四、评估

这对年轻夫妻自由恋爱结婚,有较好的感情基础,婚姻基础相对牢固。两人都是独生子女,包容性不够。所以帮助双方进行有效沟通,了解彼此的不同,接纳男女之间的差异,提高彼此对对方的包容,有利于修复夫妻关系。

五、处理方法

沟通行为可以是语言的,也可以是非语言的,可以是有心进行的,也可是无意作出的;传达给对方的可能是真实的想法,也可能是歪曲事实的。只要意思被对方知觉到,就算有了沟通。所以,有效的沟通是建立和谐夫妻关系的前提和基础,也是手段。

华鲁士在《家庭沟通》中提到了家庭沟通的原则:沟通的关键在于必须用恰当的方式表达爱,同时让对方感受到这种爱。

在处理夫妻沟通不畅的问题方面,有以下的方法可以提供解决问题的途径:

(1)相互倾听对方的声音、需要,相互给予支持。

(2)表达自己的情感、观念,了解对方的情感、观念,接受夫妻是两个不同的人,各自带有原来家庭的生活烙印,无论是生活习惯、行为方式、思维观点都存在不同。

(3)沟通时就事论事,不要一味地将责任和过错归咎于对方,预防将仇恨泛化。

(4)树立"改变从自己开始"的观念。提高个人各方面的修养,有自己的追求和爱好,关心对方的工作、生活和身体。

六、贴心小贴士

幸福婚姻七原则。

（1）加深了解对方的生活细节，例如，配偶的生活梦想、儿童时期的生活趣事、配偶最基本的价值观。

（2）学会喜爱和赞赏，无论与配偶在一起还是分离，都以积极的态度去面对对方。

（3）彼此关注，增加夫妻间的亲密感，即使婚姻中存在着差异也会在彼此的尊重和关注下变得有了亲近感。

（4）接受来自于配偶的影响。把配偶当伙伴，认真对待他（她）的见解和感受，建立更多的共同兴趣。

（5）关注可以解决的问题，寻求共同解决问题的方法。

（6）克服故步自封。可以从改变自己开始，避免推卸责任的态度。

（7）寻求共同的生活意义。

第二节　亲子关系——我和我爸不太熟

一、典型案例

畅畅，17 岁，高三学生。面临高考的很多压力，觉得上课注意力不太能够集中，学习效率和学习成绩都在下降。在学校已经很辛苦了，回家就不想看书，只想上上网、聊聊天，看看韩剧，觉得心情放松愉快，总想着要是可以不去上学就好了。妈妈看到畅畅放学回来很辛苦，很心疼畅畅，就由着畅畅，妈妈自己也爱看韩剧，有时候娘儿俩一起看，还一起讨论内容，关系比较亲密。畅畅有什么心里话也会和妈妈说。畅畅的爸爸看到高三的女儿放学回家，不做作业不看书，心里非常着急，原来计划女儿考重点大学的方案照着这样的节奏下去估计要泡汤了。而妻子又是如此的纵容女儿，如果按照妻子的教育模式恐怕女儿进不了大学门了，畅畅的爸爸埋怨妻子过于纵容女儿，觉得女儿这般不爱学习，和妻子有很大的关系。父亲有时候逼着女儿关电视，断网络，禁止看韩剧。可是畅畅妈妈对于丈夫如此严厉得对待女儿很不以为然，丈夫很多对待女儿的方案无法实施，夫妻之间也不愉快。畅畅的妈妈想起畅畅的成长对丈夫就很是抱怨：在女儿的成长过程中丈夫基本上是缺席的。直到畅畅出现问题他才将注意力移到家庭里。

畅畅从小是妈妈一手带大的，爸爸把所有的精力都投入到他的事业上，白天在公司忙生意，晚上在饭桌上忙着和合作伙伴、朋友应酬。小时候的畅畅很少在醒着的时间里见到爸爸，往往爸爸一早就出门了，很晚才回来。妈妈常常形容爸爸是"披星戴月"地工作，这个成语差不多是畅畅学到的第一个成语。

在畅畅家里,还流传着一个"笑话",妈妈经常作为经典段子说给她的亲戚朋友听。畅畅大约3岁的时候,刚上幼儿园,有一天晚上父亲回来比较早,洗洗就准备睡觉了,畅畅看到爸爸躺在妈妈的床上,觉得很奇怪,就问爸爸:"爸爸,幼儿园老师说小朋友晚上都要回家睡觉,不能一直在人家玩的。你晚上回自己家睡觉,明天再来我家玩吧。"

在畅畅心中,爸爸很少在家里,即使在家里似乎也没有什么话和爸爸说,总觉得和爸爸不太熟,爸爸很遥远。即使畅畅知道爸爸很爱她,她想要买什么爸爸会毫不犹豫地掏钱,他努力工作挣钱就是希望改善她和妈妈的生活,可是畅畅依然觉得和爸爸距离好远。爸爸也不知道自己的心思,他只知道要自己好好学习,爸爸一点儿也不理解自己,和他沟通很困难。畅畅甚至幻想着家里没有爸爸的生活,如果爸爸不在家她会觉得更自在,她自觉不自觉地保持着和爸爸的距离,无论在家里还是在外面,尽量减少和爸爸共处的时间,处处透露出"我和我爸不太熟"的劲头儿。有一天畅畅看到房祖铭和成龙在公众场合相遇时总是保持距离,仿佛在说"我和我爸不太熟"时,她似乎一下子找到了知音,觉得自己特别了解房祖铭的感受,就和她的感觉一模一样。

对于母亲来说,畅畅如同小棉袄,很贴心。畅畅有什么心里话都会和妈妈说,从小就是妈妈陪伴着畅畅长大,妈妈的烦恼畅畅也了解。

二、基本情况

"教育孩子是母亲的事情,父亲生来就是为事业而生的",不知从什么时候开始,家庭教育演变成上述的模式。这种误区在很多家庭里都存在,妻子心里再不乐意,也得支持丈夫,觉得教育儿女是女人的事。所谓的"男主外,女主内"变成了男人缺席家庭,母亲即当爹又当妈。同时因为女人没有丈夫的关心与分担,有什么烦恼就和孩子倾诉。

倾斜的家庭关系变成亲子关系第一,夫妻关系第二。很多夫妻会说:"只要我的孩子好,我们就好,我们没有事情。"可是他们不知道孩子的问题往往折射出父母的问题。

三、原因剖析

在畅畅的三口之家中,夫妻对待问题的方式和方法不同,他们之间的矛盾在孩子的面前显露无遗,亲子矛盾往往透出夫妻之间的差异。夫妻关系没有调整磨合到位,在亲子关系上便折射出问题。教育子女在这个家庭中不能达成一致,夫妻之间相互拆台,不能齐心协力。所以调整夫妻关系必须放在首位,需要摆正夫妻关系和亲子关系的序位。

四、评估

畅畅父母目前有很多矛盾，彼此感受不到对方的支持，相互之间互相埋怨指责多于合作和欣赏。夫妻从恋爱史看来是自由恋爱，目前依然彼此相爱，所以夫妻关系可以改善和修复。父亲处理亲子关系的方式比较严厉，母亲比较溺爱。在调整好夫妻关系的基础上再去处理亲子关系会容易一些。当然整个家庭成员都需要耐心和投入，工作的重点放在将夫妻对女儿教育的差异变成合作。母亲适当和畅畅保持距离，给父亲亲近畅畅的机会。父亲需要弥补缺位带来的疏远，无论是对妻子疏于关心还是对孩子疏于教育。

五、应对方法

爱孩子首先要爱你的配偶，良好的夫妻关系是良好亲子关系的基础。

抚养和教育孩子是父母不可推卸的首要责任。增强教育一致性。父母合作，帮助对方在孩子心中树立威信，切忌互相贬低和拆台。随着青春期的到来，青少年与父母的冲突会不断增加。亲子关系不良、亲子关系不畅是问题产生的重要原因。作为家庭教育主导者的父母同时承受着社会竞争、家庭生活、养育子女、赡养父母等方面的多重压力，在此情况下，亲子沟通时间相应减少。目前家庭中子女数量普遍减少，特别是城市中绝大部分为独生子女，孩子与同龄人交往、学习和交流机会较少，在家里更多的是与家长交流和相处。由于很多家长缺乏相关的儿童青少年心理常识和家庭教育知识，大人与孩子的关注点完全不同，沟通内容错位而造成沟通不畅。充分了解原因，家长需要学习进步，与时俱进。

尊重孩子的人格，将孩子看作是有独立人格的平等个体，亲子交流中粗暴简单的对待有损孩子人格和自尊心。也会造成亲子关系的疏离。尊重孩子的观点。尊重孩子的感受，沟通中要注意孩子的反应，特别是非语言的反应。允许孩子表达不同于父母的想法。将孩子培养成独立的有能力的个体是每对父母的责任，而不是把孩子培养成夫妻争斗的工具。

第三节 大家庭的关系——隔代教育的问题

一、典型案例

35岁的董玲玲结婚后一直和父母住在一起，生孩子期间也是父母照顾，儿子渐渐长大了，由于董玲玲夫妻平时工作忙碌，5岁的儿子主要由外公外婆照顾。这段时间以来因为如何照顾、教育、培养孩子,董玲玲经常和父母发生矛盾。比如孩子这么大了,外婆还是经常端着饭碗追着小外孙喂饭,董玲玲多次和母亲说不能这样喂孩子,孩子饿了自然会吃饭。可是外婆就是不听,导致孩子经常不好好吃饭。

董玲玲父亲最近和老战友聚会比较多,回来就唉声叹气,说某某的孙子学了钢琴,某某的外孙女喜欢画画,老先生很是担心自己的外孙输在起跑线上,回来要求女儿给外孙报一个兴趣班。董玲玲夫妻认为孩子应该顺其自然地培养,不需要跟风,再说童年时光短暂,不希望孩子过早背上包袱,想等待孩子大一些根据孩子的兴趣选择培训的项目。

最让董玲玲不开心的事情是给孩子买玩具的事,1 周前孩子看上了一个玩具想让父母买,董玲玲夫妻希望延迟满足孩子的需求,便对孩子说如果每天帮家里做一件小事,坚持 1 周就买。孩子坚持了 3 d,第 4 d 不肯坚持了,吵闹着要提前买。夫妻俩坚持不妥协,并说服孩子从头开始,从第 5 d 重新开始,坚持 1 周就买。可是今天才是第 2 个计划实施的第 2 d,父母就偷偷买回来了。

董玲玲夫妻觉得父母总是打破他们给孩子立的规矩,让教育孩子变得特别困难,很多夫妻的教育理念都被外祖父母否决了,董玲玲心里对父母很是不满,觉得他们过于干预,干涉了父母教育子女的权利。

夫妻在孩子面前没有威信,孩子过度依赖外祖父母。董玲玲担心长此以往,孩子会没有规矩,养成一些不良行为习惯。董玲玲还担心家里有两种教育模式,孩子以后会投机取巧,只选择看上去对自己有利的人去相处,对于原则和规矩难以适应。

二、基本情况

这是一例祖辈与父辈因对孩子教育方法和观念上的不一致引发的家庭矛盾。

隔代教育作为中国特色的家庭养育孩子的模式有其独特的优势,也有其弊端。隔代教育的优点是:祖父母具有抚养和教育孩子的实践经验,可以弥补年轻父母在养育孩子方面的不足,发挥祖辈的经验优势。由于没有生活和工作的压力,心情相对平静,比较有耐心去陪伴和教育孙辈。祖父母在心态上已经经过社会的磨炼,历尽沧桑会有一种返璞归真的童心,喜欢和孩子玩乐,易于建立融洽的感情。隔代教育还可以缓解老人的孤寂,从孙辈的成长中获得生命力,可以使老年人尽情享受人间的天伦之乐。对于祖辈的心理健康和身体健康也是大有裨益。

但是隔代教育也存在一些显而易见的弊端,概括起来有 5 个方面:首先,隔代教育容易重感情轻理智；其次，隔代教育容易重物质轻精神；再次，隔代教育容易重静轻动；第四，祖辈在教育要求上容易与父辈产生矛盾；最后，隔代教育可能造成亲子感情隔阂。

三、原因分析

中国式大家庭中，三代同堂是比较常见的事情。尤其是年轻的父母大多数自己是独生子女，他们的父母有过剩的精力和为子女的下一代继续服务的精神。而年轻父母要打拼事业，工作忙碌，有时候也依赖自己的父辈来帮助自己照顾家务、抚养孩子。这就使得大家庭的存在是合理的，也是具有普遍意义的。

同时，代际之间的不同观念在生活中会相互碰撞，产生摩擦，出现矛盾，引发家庭问题。

四、评估

该案例中，隔代教育的对象才5岁，所以可塑性比较大。年轻的父母有自己的教育理念，父母原来和祖父母建立的关系也比较良好。充分沟通将有利于问题的解决。

五、处理意见

祖辈与父辈要对隔代教育有正确的认识：隔代教育有利有弊，祖辈对孙辈的影响随着孩子年龄的不同而不同。通过一些方法可以消除或减弱隔代教育可能产生的弊端。

祖辈与父辈应就孩子的教育问题进行良好充分的沟通：为人父母者要学会感恩自己的父母贡献出晚年的时间来帮助自己照顾孩子。在和自己父母建立良好关系的基础上，把自己教育孩子的理念与自己的父母亲进行沟通，将自己行为的目的与理由详细告诉父母，从而取得他们的配合与支持。这样可以避免孩子在两套教育方案下摇摆不定，从而影响孩子形成完善的人格。

祖辈应及时更新自己的教育观念：时代在发展，教育孩子的理念也需要与时俱进，祖辈也需要抱有谦虚的姿态，学习现代的育儿理念，及时更新知识。帮助孩子照顾他们的孩子，而不是争夺孩子的抚养权。以辅佐和支持的态度去关爱和帮助子女教育他们的下一代，摆正自己在教育第三代的位置，不要喧宾夺主，千万别把孙子当成自己的另一个子女来教育，不要剥夺了儿女教育他们自己子女的权利。学会尊重自己的子女，把教育的权利和义务一并交还给子女，放手让自己的子女管教他们的孩子。

自我心理健康维护——压力管理

压力的产生是一个综合的过程,是不良的个人期望、工作和生活方式、应对技能等,在一定的职业和社会环境的共同作用下发生的,涉及的方面较多。因此,压力管理也要从个人、单位、社会以及专业人员等多个方面着手。

第一节 个人层面

在预防和摆脱职业应激和耗竭上,个人因素是一个至关重要的方面。首先应该意识到自己处于耗竭边缘,要从耗竭的状态中跳出来,远距离、客观、冷静、理智、长远、充分理解的情况下看耗竭的过程。有些人在遇到耗竭时的反应是什么也不做、改变职业或职位,也许这样在当时可能有用,但是,这样会失去很多机会,可能会浪费自己以往的经验,重复以前的错误,而且,也许无论在哪里都会遇到同样的环境和问题。另外,回避现在的人和环境本身可能就是问题。最佳的方法是把耗竭当成是成长的契机,采用更积极的应对手段,重新调整你的期望值和目标。个人层面的调整可以从以下几个方面进行:

(一) 理解职业应激和耗竭的产生及来源

对工作耗竭有明确的认识和接受的态度,自己在压力之下所作出的反应并不是能力差的表现,而是正常的心理现象。很多人在职业生涯进行到一段时间后,都会"停下来"反思,或重新进行职业定位。导致职业应激和耗竭的原因很多,那么自己是什么原因?是不良的个人期望、工作和生活方式、应对技能,还是一定的职业和社会环境的作用。自己要什么?擅长哪个领域?性格倾向于从事哪类工作?是努力不够还是被摆错了位置?究竟想从工作中获得什么?工作能不能提供这些?这时要尽量摒除那些不切实际的想法,同时把关注点放到工作的积极方面上,不要纠缠于工作压力等消极方面。应该明白应激是所有人都无法避免的,关键在于为什么发生,以后怎样尽量避免。

(二) 调整个人目标

孔子曰"三十而立,四十不惑,五十知天命",这实际上就是说明人对自己及与环境关系的评价和定位,是一个发展和逐步完善的过程。职业应激及耗竭在很大程度上与个人不恰当期望与目标有关。有些人常常搞不清自己到底想成为什么样的人;在选择职业和给自己定位时没有充分评价过自己,有时需要经过多次挫折才能切实恰当地给自己定位;有些人则被自己的"成就"所迷惑,不适当地提高了对自己的期望和设定。因此,知道自己并不总是对的或完美的,学会说不,重新调整目标和期望很重要:① 认识和接受自己:直接、真诚地问自己需要什么、期望什么、要解决什么;② 制定现实可行的目标:评价你的工作与你的技能和价值观是否相配,不能过分超越自己的能力,好高骛远,关注自己可以控制的事情,放弃过分的完美主义,"只求满意,不求最佳"。不要忘记重新调整期望和目的是自己才能完成的,别人无法替代;③ 减少过多的职业压力,提升职业压力的层次,明确工作意义,建立职业兴趣,强化职业情趣;④ 真正理解职业的含义,避免过度工作,区分工作与家庭生活;⑤ 确定你的目标是平衡的,不会影响其他方面;⑥ 必要时进行职业生涯再设计,探索一下职业生涯发展的可能性和方向。

(三) 学习应对技能

在职业应激与耗竭中有帮助的应对方式有:① 确定你自己的工作任务和标准,与上司讨论工作负荷过重时的方法,积极参加工作会议,询问和更积极地表达自己的看法,学会清楚表达和真诚地对待别人,与别人分享想法和经验、责任,尽最大可能改变环境;② 评价环境养成良好的工作习惯,随时记录,组织、分层管理与监督;③ 采取积极的应激应对模式,注意调节情绪,用及时倾诉、反思人生、定期运动等方式松弛情绪;④ 要不断学习,提高能力,参加技能培训对你有帮助,如参加一些交流、冲突处理、应激管理及技能提高的活动,学习新的应对方式,提高解决问题的能力和技巧;⑤ 保持幽默感,避免不合适的自我暗示;⑥ 避免那些有害的、导致焦虑的、抑郁的、无建设性的、扩大性的谈话和争论,帮助和鼓励周围的人,选择恰当和合适的时间与别人争论,开始着手处理与别人长期存在的矛盾和分歧;⑦ 在情绪爆发之前数10下或更多,如果有错,及时道歉,控制自己的反应;⑧ 及时宣泄压力和紧张的情绪,不妨与亲友一起讨论产生压力的情境,根据他们的建议,确立更现实的目标;⑨ 利用升华技巧,把自己的原始需要、欲望投射到其他科学文化领域之中,抛开杂念和烦恼,追求高尚的目标。

（四）时间管理

有效地利用时间既有助于提高工作效率，也可以避免过于忙乱，要建立科学、健康的工作方式，既不能漫不经心，也不要成为不知休息的"工作狂"。在时间管理上可以：① 设置现实的目标和重点；② 根据事情的轻重缓急组织时间，注意时间安排的合理性；③ 将复杂事情分解成几个小部分，一次完成一件事情，合理安排次序；④ 遇到棘手问题在最清醒时思考处理；⑤ 控制自己的时间表，按可能性，不要太满，除非意外，否则不要中断。

（五）社会支持

社会支持主要是指从社会各方面获得的精神上的支持，建立良好的人际关系，发挥"缓冲"作用。社会支持系统是由领导、学生、同事、朋友、家长、亲人共同组成的，给耗竭者以社会支持的方式是多样的，如可以提供物质、建议、反馈等形式的实际支持，也有倾听、关怀等情感支持。调查表明，实际支持对降低价值衰落和认知耗竭症较有效果，而情感支持对降低情绪衰竭和价值衰落都很有效果。

（六）健康生活

健康的生活方式，合理饮食、适当锻炼和保证睡眠时间，学习、工作和生活有计划性，有张有弛，放松与调节，学会照顾自己，工作之余充分休息和娱乐等这些是防治应激和耗竭重要的方面。如果短期之内没有休假的机会，游泳、散步、洗热水澡、听音乐等日常的松弛方法也十分有效。此外，人们还可以通过主动放松来增强自我控制能力。在安静的环境中完成特定的放松动作程序，练习有意识地控制自身的心理、生理活动。这样做容易形成对环境的控制感，对减轻紧张感尤为重要。

第二节　组织（单位）层面

职业耗竭可以说是一种"职业病"，它的发生发展更大程度上是由组织的特点决定的，因此仅用个体的干预效果不大。现在干预研究的重点已经从个体的干预转向组织的干预，人们开始更重视从职业耗竭发生的本质上进行控制。不过，现有的研究发现，最有效的干预是把组织的改变和个体的改变结合在一起，是在改变与环境不匹配的同时，改变个体的技能和态度。组织层面的干预包括：

（一）政策和制度

政策和制度是组织定位的关键，制定恰当的政策和制度可以从根本上预防职业应激与耗竭的发生。具体有：① 确立一套有系统的方法，让员工知道他们对组织的重要贡献,工作业绩评定时,员工的优点、贡献、失误、缺点都要放在重要位置,确保公平感;② 明确人们的角色和责任,角色认知与目标设置;③ 在工作安排和设计上让人们明白意义、有刺激以及有机会让他们发挥自己的技能,提高控制感;④ 提供与工作相关的训练和信息,提供在职训练和指导,提供管理技能训练;⑤ 建立恰当的支持体系,提供交流的机会和表达情绪的渠道,减少对职业发展的不确定因素;⑥ "打断"单调重复的劳动,改善工作环境,让绷紧的神经得到放松,限制超时;⑦ 设定身心健康预案,并给一定的时间处理个人的应激;⑧ 科学利用时间,强调劳逸结合,建立身心缓冲机制。

(二) 环境

创造良好心理环境,促使上下级、同事之间相互理解,克服偏见,沟通感情,营造关心、融洽的关系;创造有利于实现其潜能的社会心理环境;创造满足个人需求的工作激励、积极、和谐的组织文化氛围,创造愉快、朋友式的工作氛围;改善工作环境、不同部门间的合作水平、改善内部交流;提高企业管理水平,改进生产工艺,改善工作环境,避免恶劣的工作环境,对不可避免的环境一方面进行尽可能的防护,另一方面则在改变工作时间的同时,加强对员工心身健康的监测;确定流水线上的工作强度对工人是恰当的、可获支持的;关心员工的家庭生活,避免因家庭负担增加员工的应激易感性。

(三) 管理

组织特点方面,以前的研究侧重于直接的工作情境。现在则更多地强调组织和管理层面,如组织结构和流程。政策和制度是靠管理者来执行的,如何能够提高管理效率,做到人尽其用,心情愉快地工作,创造较高的经济、社会效益,同时保证员工的身心健康,管理非常重要。在管理上应该:① 上级对下级要多顾及个人个性、情绪及社会价值,尽量为职工提供有利发挥其潜力的社会、心理、工作条件;② 单位的领导对员工的效率与状态不满意时,不要轻易指责,从概率上,人人都避免不了会出现心理困扰,另外,这种令人不满的工作状态或许也提示了管理方面的某些失误;③ 明确任务分配,不要让同一个人处理麻烦的问题,分割任务给不同的人,运用"小组"的方式处理大而复杂的任务,不要让员工工作太久;④ 改变职业内容,如换岗、改变对他们的要求、给另外的职责、使工作更有趣、给更多的控制感,改变工作说明,自我管理团队;⑤ 承认和接受别人对改变的情绪反应,聆听和有效地交流,提供机会让人们参与决定决策,更多的接纳员工对流程和再造的意见;⑥ 明白在工作变迁过程中员工产生的需要,如:需要用更多的时间去讨论变迁的过程及我们的反应,而不要急着去做;花很少的时间就可以建立非正式的关系;允许自由发表对改变的看法;多说再见,形成新的关系;当工作负荷较大时,增加培训和自我定向;发展新的报告关系;减少谣言、议论和抱怨;改善交流方式,避免外交和过度礼貌;记住在情绪激动时的交流容易产生误解。

(四)开展职业心理咨询

在企业内部设置职业卫生顾问,对企业提出可行的心理保健、预防应激因素致病的建议;对职工进行心理保健教育咨询,帮助处于应激中的职工度过危机期;开展心理咨询,帮处于"危机期"的人渡过难关。这些措施不仅有利于员工的身心健康,也有利于提高劳动生产率。对员工实施健康教育,开设热线提供心理咨询,对员工的心理关怀,体现的是以人为本、人性化的管理理念,有远见的企业家、领导者,应对此多加考虑。

第三节 专业帮助

在自己努力、组织帮助和管理调整的同时,处于应激和耗竭状态下的个体接受一段时间的心理咨询会对心理治疗有很大帮助。

专业帮助的内容有:

一、目标

心理治疗的目的在于认识到不恰当的期望。第一步:分析和确定个体选择职业的意识和潜意识的原因,个体期望职业给他带来的生活意义;第二步:分析和确定个体未能从职业中得到生活意义的原因,以及这种失败感如何导致耗竭;第三步:分析和确定需要哪些改变能使个体从职业中找到生活意义。

短期目标为:确认个体在矛盾中的作用;识别引起矛盾和问题的个人原因,强化个体应该承担的责任;确定人际冲突的根源,可能是家庭人际冲突的重现;发现和提高心理防御机制的有效性;明确有助于改变现状的策略;制订一个建设性的计划,并协作实施。

长期目标为:改善与周围同事的关系,与他们建立满意、轻松自在的人际关系;增强履行工作职责的信心和能力;在工作中能与管理人员合作并接受管理人员的指导;增强自尊心,保持情绪平稳;获得管理人员对患者工作成绩的肯定评价;坚持不懈地抱着明智和积极的态度工作;工作满意程度有所提高并取得一定成绩。

二、方法

处理的方式有两种:直接处理耗竭的原因;缓解紧张和疲劳,间接处理耗竭。即所谓问题指向性和情绪指向性。问题指向性即通过改变人的行为和所处环境,达到处理存在的问题的目的;情绪指向性为不直接处理存在的问题,通过调节人对应激的情绪反应达到感觉改善的目的。可以根据个体存在问题的特点选择,如个体是由于对职业歪曲的认知引起的,可以采取认知矫正;是由于缺乏恰当的人际交流的技巧或技能则可采取行为训练;是由于童年成长经历导致的家庭人际冲突的重现,则可以采取动力学取向等。通过对员工的技能培训、模仿学习、认知预演、生理和情绪的唤起等提高自我效能的培训来降低耗竭的产生。

具体方法包括:

(1)放松训练　包括认知压力管理、时间管理、社交训练、压力管理以及态度改变。这些训练的目的是增加个体对工作场所的应对能力,并且一般是采用少于20人的小团体进行个人技巧训练。

(2)应对策略训练　Meichenbaum(1977,1985)提出三个步骤:认知准备或教育;技巧获得,指导下放松及进行认知重构(预演);应用训练,实际应用。

(3)归因训练　针对归因特点,采取不同的归因训练。如对外控型的人,进行训练,把原因归结为个体可以控制的因素,如能力和努力,使个体成为更加内控的人。

(4)确认并取代歪曲认知　使个体更清楚自己的能力和机会,不会因为不恰当的期望和努力失败产生职业耗竭。

(5)公平感训练　让员工参加为期1周的小组训练,训练中用各种方法来减少员工感知到的工作中的不公平感。具体方法有三种:① 通过调整付出和收获来重新建立实际的公平感,目标是在培训结束后鼓励员工描述改变工作情境的方法;② 改变对投入和结果的认知;③ 离开你的工作。

(6)其他方法　如:音乐治疗、自我肯定技术、角色转换、提高社交技巧和个体的自我效能感等。